GUIDEWIRE
CROSSING
TECHNIQUES FOR
CORONARY
INTERVENTIONALIST

U0266667

PCI导丝
操控秘笈
操作技巧和注意事项

| 主编 | 村松 俊哉〔日〕
| 主审 | 葛均波　张瑞岩
| 主译 | 闫小响　胡 健

科学出版社

北 京

内 容 简 介

　　导丝操作是冠状动脉介入治疗中最关键的步骤，需要术者认真揣摩学习。本书从导丝的基本构造、性能及适应病变讲起，图文并茂，由浅入深地详细阐述了简单病变到复杂病变，特别是CTO病变的导丝和相关器械的操作技巧与注意事项，并介绍了导丝相关并发症的规范化防治和处理技巧。

　　本书汇聚了日本众多介入专家的实战经验和先进理念，无论是对于初学者还是高级术者，都是技术学习和参考的宝贵资料。

图书在版编目（CIP）数据

　　PCI 导丝操控秘笈：操作技巧和注意事项 /（日）村松 俊哉主编；闫小响，胡健主译. －北京：科学出版社，2020.6
　　ISBN 978-7-03-065040-5

　　Ⅰ. ① P… Ⅱ. ①村… ②闫… ③胡… Ⅲ. ①冠心病－介入性治疗－研究
Ⅳ. ① R541.405

　　中国版本图书馆 CIP 数据核字（2020）第 076690 号

责任编辑：高玉婷 / 责任校对：申晓焕
责任印制：赵　博 / 封面设计：龙　岩

こうすれば必ず通過する！　　PCI医必携ガイドワイヤー"秘伝"テクニック
編者：村松　俊哉
"Guidewire Crossing Techniques for Coronary Interventionalist"
ISBN9784524251551
© Nankodo Co., Ltd., 2018
Originally Published by Nankodo Co., Ltd., Tokyo, 2018
「本書は南江堂との契約により出版するものである」

科 学 出 版 社 出版
北京东黄城根北街 16 号
邮政编码：100717
http://www.sciencep.com
北京中科印刷有限公司印刷
科学出版社发行　各地新华书店经销
＊
2020 年 6 月第 一 版　　开本：720×1000　1/16
2024 年 3 月第四次印刷　　印张：16 3/4
字数：335 000
定价：168.00 元

（如有印装质量问题，我社负责调换）

译者名单

译者 （按姓氏汉语拼音排序）

丁风华　上海交通大学医学院附属瑞金医院心脏科

杜　润　上海交通大学医学院附属瑞金医院心脏科

范　骏　上海交通大学医学院附属瑞金医院心脏科

汉　辉　上海交通大学医学院附属瑞金医院心脏科

胡　健　上海交通大学医学院附属瑞金医院心脏科

李　智　中国人民解放军北部战区总医院心血管内科

倪　钧　上海交通大学医学院附属瑞金医院心脏科

倪靖炜　上海交通大学医学院附属瑞金医院心脏科

王　琦　复旦大学附属中山医院心血管内科

王　勇　上海交通大学医学院附属瑞金医院心脏科

王晓群　上海交通大学医学院附属瑞金医院心脏科

闫小响　上海交通大学医学院附属瑞金医院心脏科

杨震坤　上海交通大学医学院附属瑞金医院心脏科

张元丰　Asahi Intecc（朝日英达有限公司）

朱劲舟　上海交通大学医学院附属瑞金医院心脏科

朱天奇　上海交通大学医学院附属瑞金医院心脏科

朱政斌　上海交通大学医学院附属瑞金医院心脏科

编者名单

主编

村松　俊哉

编委

矢部	敬之	日置	絃文	上妻	谦	中村	茂
诹访	哲	樽谷	康弘	阪本	亮平	森野	祯浩
田邊	润	穴井	玲央	园田	信成	森田有纪子	
滝村	英幸	中野	雅嗣	绪方	信彦	门田	一繁
下地顕一郎		芹川	威	川崎	友裕	村里	嘉信
廣上	贡	伊藤	智範	前岛	信彦	日比	洁
石盛	博	八卷	多	酒井	博司	河村	洋太
松阴	崇	松村	敏幸	舛谷	元丸	户田	幹人
栗山	根廣	柴田	刚德	井上	直人	伊苅	裕二
吉町	文暢	高桥	聪介	田中	信大	藤田	崇博
盐出	宣雄	高亀	则博	中村	正人	小川	崇之
北山	道彦	伊藤	良明	我妻	贤司	上原	良树
嘉纳	宽人	及川	裕二	冈崎	真也	那须	贤哉
冈村	笃德	土金	悦夫	村松	俊哉	关口	诚
保坂	文骏	冈田	尚之	濱嵜	裕司	大辻	悟
武藤	诚	芦田	和博	杉江多久郎		藤田	勉
木谷	俊介	五十岚康己		永松	航	山本	义人
平濑	裕章	中村	淳	矢岛	纯二	藤本	善英
浜中	一郎	上田	钦造	角辻	暁		

主审简介

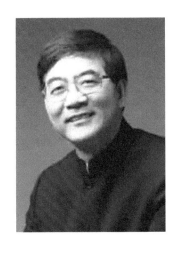

葛均波　中国科学院院士，复旦大学附属中山医院心血管内科主任，上海市心血管临床医学中心主任，上海市心血管病研究所所长，复旦大学生物医学研究院院长，复旦大学泛血管医学研究院院长，教育部"心血管介入治疗技术与器械"工程研究中心主任，中华医学会心血管病学分会前任主任委员，中国医师协会心血管内科医师分会候任会长，中国心血管健康联盟主席，世界心脏联盟常务理事，美国心血管造影和介入学会理事会理事，美国心脏病学会国际顾问。被授予"全国五一劳动奖章""谈家桢生命科学奖""转化医学杰出贡献奖"和"白求恩奖章"等荣誉。长期致力于心血管疾病诊疗策略的优化与技术革新，在血管内超声技术、新型冠状动脉支架及介入瓣膜研发、复杂疑难冠状动脉疾病介入策略、冠状动脉疾病细胞治疗等领域取得了一系列成果。先后承担了 20 余项国家和省部级科研项目，作为通讯作者发表 SCI 或 SCI-E 收录论文 300 余篇，主编英文专著 1 部、中文专著 19 部。担任《内科学》（第 8 版）、《实用内科学》（第 15 版）的主编工作，*Cardiology Plus* 主编、*Herz* 副主编。作为第一完成人获得国家科学技术进步奖二等奖、国家技术发明奖二等奖、教育部科技进步奖一等奖、中华医学科技奖二等奖、上海市科技进步奖一等奖等科技奖项 10 余项。

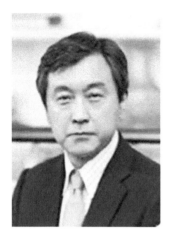

　　张瑞岩　博士，FACC，FESC，FSCAI，主任医师，博士生导师，上海市领军人才，上海交通大学医学院附属瑞金医院心脏科主任，心导管室主任。中华医学会心血管病分会常委，兼冠心病和动脉粥样硬化学组副组长，中国医师协会心血管内科医师分会常委，上海医学会心血管病学分会副主任委员兼介入心脏病学组副组长，上海市医师协会心血管内科医师分会副会长，中国医学工程学会介入医学分会副主任委员。担任《中华心血管病杂志》等多个学术期刊编委。主要研究方向为冠心病和动脉粥样硬化防治。擅长冠心病介入治疗和外周血管介入治疗。主持"863"项目、国家自然基金等多个研究项目，以通讯作者在 *Circulation*、*JACC*、*Circulation Research* 和 *European Heart Journal* 等杂志发表论文 50 余篇。先后荣获国家科技进步奖二等奖、教育部科技进步奖二等奖和上海市科技进步奖二等奖等多项奖项。

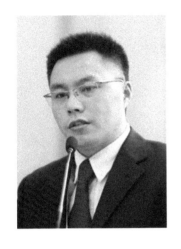

闫小响　医学博士（庆应义塾大学），国家优秀青年科学基金获得者。上海交通大学医学院附属瑞金医院心脏内科研究员，课题组长（PI），博士生导师。中华医学会心血管病学分会青年委员，中国病理生理学会血管医学专业委员会青年委员，上海心血管病学会代谢心脏病学组副组长，中国介入心脏病学会工作组成员和《中国动脉硬化杂志》编委。临床擅长冠心病介入治疗和危重心脏病救治，科研聚焦急性心肌梗死的临床和转化研究。主持国家自然科学基金优青、面上、青年和上海市科技支撑项目等多项研究基金。以第一作者或通讯作者在 *Circulation*、*JCI* 和 *Circulation Research*（2 篇）等著名期刊发表 SCI 论文 20 余篇。获日本学术振兴会特别研究员、上海市青年科技启明星计划（A 类）、上海市卫生健康委员会优秀青年医学人才、上海交通大学晨星青年学者、瑞金医院广慈卓越青年计划（A 类）、日本循环器学会 YIA（青年研究奖第一名）、中国心脏大会基础研究青年学者奖、中国介入心脏病学大会（CIT）青年医师研究奖（一等奖）、东方心脏病学会议 - 东方新星奖和台湾姜必宁杰出青年奖等多项奖励。

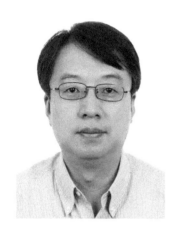

胡　健　主任医师，上海交通大学医学院附属瑞金医院心脏内科主任医师，中华医学会心血管病分会结构性心脏病学组全国委员。长期工作在临床医疗第一线，从事各种心血管疾病的诊治，承担大量院内外会诊和危重患者的抢救工作，尤其擅长冠心病和先天性心脏病的介入治疗。在国内外杂志发表论文 30 余篇，参编专著 6 部。主持和参与多项国家自然基金项目及国内外大型临床研究试验。获得上海医学科技奖、上海市科学技术进步奖等多项奖项。

中文版序

这是一个很好的时代，冠状动脉介入（冠脉介入）治疗得到了迅猛发展。特别是近 10 年，许多冠脉介入器械如导管、导丝和球囊等的发展，使许多复杂病变，甚至过去被认为难以完成的病变得以成功开通和治疗。中国年轻一代的冠脉介入医师成长很快，越来越多的青年才俊被精彩的介入技术所吸引。在临床实践过程中，使命要求我们，必须始终追求更高的治疗成功率和最低的并发症发生率，确保手术的安全性，永无止境！

对冠心病介入治疗医师而言，导丝的操作和轨道的建立是整个冠脉介入手术中最为关键的步骤，也是术者需要花时间和精力认真揣摩学习的最重要一环。国内许多专家已通过著作形式将自己的经验与大家分享，但系统地介绍日本 PCI 导丝操作技术和经验的著作却屈指可数。

我们常邀请日本介入医师来我国进行手术演示，他们锲而不舍和精益求精的精神时刻感染着我们，他们对病变病理解剖的深入认识和导丝操控的把握，以及寻求真腔的毅力令我们折服。村松俊哉先生是中国介入医师的好朋友，常访问中国进行介入技术交流，该书内容翔实、图文并茂，通过大量示意图对导丝性能、操作技巧和注意事项进行了深入讲解，涵盖了该领域技术和器械的最新进展。该书还由浅入深地系统阐述了不同类型病变的导丝操作步骤、注意事项和常用技巧，尤其是对慢性闭塞病变的导丝操作，编者花了大量精力进行阐述，凝聚了日本众多专家的实战经验和先进理念。因此，该书具有很高的可读性、实用性、系统性和权威性，既可作为初学者的基础培训教程，又可作为进阶者系统规范和提高技术的参考用书。相信该书的出版对我国介入医师的治疗水平的提高大有裨益，定会受到广大读者的关注和欢迎。

该书译者为留学日本多年的青年专家或拥有多年介入经验的高年资介入专家，他们既有相当高的日文功底，也有深厚的介入知识和操作经验。因此，可以确保译文的准确性和专业性。

同时要感谢参与该书翻译工作的医师和同道，是他们辛苦及认真的劳动，才使这本优秀的介入著作得以在中文版中原汁原味地呈现。

葛均波　张瑞岩

2020 年 4 月 14 日

原著前言

　　首先，我们来谈一谈导丝的操作。作为一个新手，你一定亲身经历过这样的场景：当你遇到一些自己无法通过的复杂病变或冠脉夹层时，你的上级医师却可以轻而易举地让导丝通过。在患者安全结束手术后，你的心里一定在想，自己什么时候能有这样的技术啊！到底怎样才能掌握这样的技术呢？恐怕，对于介入医师而言，这是大家共同的永远的话题。

　　要想熟练操控导丝，"思考""记忆""创造"三点非常重要。如何在脑海中描绘出导丝操作的画面？对不同病变合适的导丝类型是什么？塑形到什么程度？旋转和推送的平衡如何把握？为了实现 1 : 1 的扭矩需要怎样的支撑力？这都需要不断地"思考"。术前讨论会在哪里进行都可以，但更重要的是术后的自我反馈。导丝是如何通过病变的，和自己想的是否一样？克服困难通过病变时导丝操作的细节是怎样的？当时的手感、旋转和推送力度如何？这些是要"记忆"在大脑里的。然后，将这些用于指导临床实践。此外，你还要创造（或想象）适合于不同病变的导丝操作技术。随着遇到各种不同的病变类型，自己的操作技术水平也会逐步提高。但如果遇到一时难以攻克的病变，而又没有上级医师指导的情况下，想要提高自己的技术水平，发挥自己的"创造力"就必不可少了。

　　近年来，新型导丝的开发如火如荼，市面上也有多种优秀的导丝。掌握这些导丝的特性，对不同的病变选择适合的导丝，才能成为专业的介入医师。

　　本书对日本专业介入医师使用的有代表性的导丝及操作技巧进行了详细介绍。首先，理解导丝的特性和操作方法，根据自己的实践情况，学习难度也会不同。然后，结合自己每天遇到的病例，不断地自我反馈，从而一步一步攀登技术进步的阶梯。学无止境，只要认真走好每一步，总有一天能看到美丽的风景！最后，期望本书能助日本年轻介入医师们一臂之力，使他们逐步达到更高的目标！

村松　俊哉

2018 年 2 月

目 录

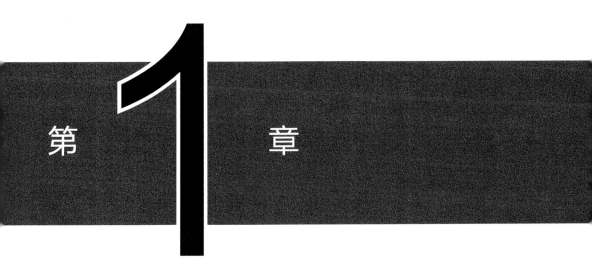

第 **1** 章

导　丝

第一节 导丝的基本构造

各种 PCI 导丝构造不同，因此种类繁多。了解这些导丝的不同构造，并在治疗时做出选择至关重要。导丝并非单纯的金属丝，而是集合各种专业知识和技术后开发、改良而产生的器械。

导丝拥有以下特性，即正确地将近端旋转传到远端（操控性）、使用时不容易被折弯（头端硬度）、持久的润滑性、头端塑形的耐久性及穿透性等。

一、芯丝

如图 1-1 所示，导丝中有芯丝，头端加工成锥形，使其硬度可以变化。芯丝设计（芯丝的粗细、材质和形状）决定了头端具有柔软性、支撑性、操控性、通过性（穿透性）等特性。芯丝的头端由 3 ～ 20cm X 线下可视（可以通过透视来确认其位置）的铂金弹簧圈卷成。芯丝可分为一体型构造和 2 段式构造（图 1-2）。

1. 一体型构造（图 1-2A） 到头端为止全部为不锈钢构造。一般来说，一体型构造的导丝的操控性要优于 2 段式构造的导丝。不锈钢芯丝头端易塑形，但耐久性（复原性）低，容易打折。

2. 2 段式构造（图 1-2B） 不锈钢与镍钛合金在推送部分接合而成。镍钛合金具有超强弹性，故塑形较困难，但具有很高的耐久性。

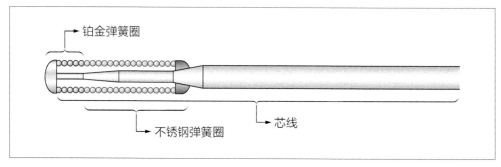

图 1-1 PCI 导丝的构造

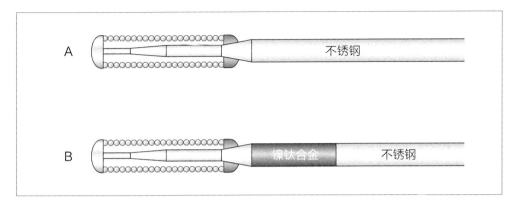

图 1-2　芯线
A．一体型构造：从芯线到头端使用同一种材料制成的单一构造；B．2 段式构造：从芯线到头端使用不同材料的单体接合而成，通过中心轴连接

现在通过技术的改进，一体型不锈钢芯丝（SION 系列；ASAHI INTECC 有限公司）也可以与镍钛合金芯丝的耐久性（复原性）相媲美。而不同种金属熔接的导丝也能拥有一体型芯丝的操控性（Runthrough 系列；Terumo 股份有限公司）。

二、导丝头外套

导丝的远端外套有弹簧圈型和聚合物型（多聚物外套）两种（图 1-3）。

1. 弹簧圈型（图 1-3A）　金属芯丝外包裹着弹簧样弹簧圈，能够提供良好的触觉反馈。头端负荷低于 1.0g 软导丝作为首选导丝，加上亲水涂层或硅树脂涂层，通过涂层的部位和厚度的不同可以增强导丝的润滑性。远端负荷超过 1.0g 拥有强穿透力的导丝视为硬导丝，主要用于慢性完全闭塞（chronic total occlusion，CTO）病变或钙化病变。

2. 塑料套型（图 1-3B）　金属芯丝远端部分 30 ～ 40cm 套以塑料的多聚物外套，使得弹簧圈表面润滑，并涂上亲水性涂层。此类型的导丝重视润滑性，与血管壁的摩擦阻力较小。由于非常滑，容易拔出和前进，因此，末梢冠状动脉穿孔风险较高。

三、特殊构造的导丝

一般导丝的构造如上述举例所示，下面列举两种特殊构造的导丝。

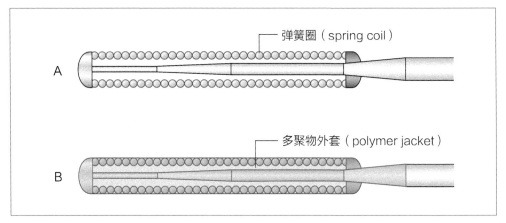

图 1-3 弹簧圈型和塑料套型的导丝
A. 弹簧圈型；B. 塑料套型

1. 锥形导丝 导丝远端比 0.014in（1in=2.54cm）更细，主要用于 CTO 的微通道推进或逆向侧支血管路径的选择，以及在角度很大的分支部位的病变中使用。头端负荷越大穿通力越强。例如，PROGRESS、CROSS-IT、X-Treme、XT-A、Conquest、Gaia、WIZARD。

2. 强支撑导丝 远端很柔软，弹簧圈长度较短，提高了支撑性。可以使扭曲度高的血管变为直线状，使器械通过更容易。虽然该导丝支撑性很强，但其与血管壁的摩擦力较大，很难直接进行迂曲病变血管，但在微导管的帮助下换成强支撑导丝，可帮助其他导线通过血管。除此之外，拉直迂曲血管时可能会发生冠状动脉痉挛和夹层撕裂，以及手风琴现象等。例如，FLEXL-WIRE、Gland slam。

以上就是 PCI 导丝的基本构造和特性的相关说明。表 1-1 ～表 1-3 列出了主流使用的导丝，谨供参考。

表 1-1 常用导丝

公司名称	商品名称	头端负荷（g）	构造	亲水性涂层	多聚物外套	X 线显影长度（cm）	外径（in）
雅培公司	HI-TORQUE BALANCE	0.6	2P	＋	－	3	0.014
	HI-TORQUE BALANCE MIDDLE WEIGHT（BMW）	0.7	2P	＋	－	3	0.014
	HI-TORQUE BMW UNIVERSAL Ⅱ	0.7	2P	＋	－	3	0.014
	HI-TORQUE BMW TREK	0.5	2P	＋	－	4.5	0.014
	HI-TORQUE ADVANCE	1.0	1P	＋	－	3	0.014

续表

公司名称	商品名称	头端负荷（g）	构造	亲水性涂层	多聚物外套	X线显影长度（cm）	外径（in）
	HI-TORQUE ADVANCE LITE	1.0	1P	+	−	3	0.014
	HI-TORQUE UNI-CORE MS	1.1	1P	+	−	3	0.014
	HI-TORQUE UNI-CORE LS	1.0	1P	+	−	3	0.014
	HI-TORQUE TRAVERSE	0.6	1P	+	−	3	0.014
朝日 Intecc 公司	Rinato	0.8	1P	+	−	3	0.014
	Route	0.8	1P	+	−	3	0.014
	SION	0.7	1P	+	−	3	0.014
	SION blue	0.5	1P	+	−	3	0.014
Terumo 公司	Runthrough Ultra Floppy	0.5	2P	+	−	3	0.014
	Runthrough Extra Floppy	0.6	2P	+	−	3	0.014
	Runthrough Floppy	1.0	2P	+	−	3	0.014
	Runthrough Hypercoat	1.0	2P	+	−	3	0.014
日本 Lifeline 公司	Premium F2	0.8	1P	+	−	3	0.014
	Premium S2	1.0	1P	+	−	3	0.014

注：1P，一体型构造；2P，2 段式构造

表 1-2　塑料套型（多聚物外套 jacket）导丝

公司名称	商品名称	头端负荷（g）	构造	亲水性涂层	锥形（in）	X线显影长度（cm）	外径（in）
雅培公司	HI-TORQUE WISPER LS	0.8	1P	+	−	3	0.014
	HI-TORQUE WISPER MS	1.0	1P	+	−	3	0.014
	HI-TORQUE PILOT 50	1.5	1P	+	−	3	0.014
朝日 Intecc 公司	Fielder	1.0	1P	+	−	3	0.014
	Fielder FC	0.8	1P	+	−	3	0.014
	SION black	0.8	1P	+	−	3	0.014
	X-treme	0.8	1P	+	+（0.010）	16	0.014
	XT-A	1.0	1P	+	+（0.009）	16	0.014
	XT-R	0.6	1P	+	+（0.010）	16	0.014
日本 Lifeline 公司	ATHLETE JOKER	0.6	1P	+	−	3	0.014
	ATHLETE Passista	0.8	1P	+	−	3	0.014
	WIZARD 78	0.6	1P	+	+（0.007 8）	16.5	0.014
	WIZARD 1	1.0	1P	+	+（0.010）	16.5	0.014

注：1P，一体型构造

表 1-3   CTO 导丝

公司名称	商品名称	头端负荷（g）	锥形（in）	亲水性涂层	多聚物外套	X 线显影长度（cm）	外径（in）
雅培公司	HI-TORQUE PROGRESS 40	4.8	＋（0.012）	＋	－	3	0.014
	HI-TORQUE PROGRESS 80	9.7	＋（0.012）	＋	－	3	0.014
	HI-TORQUE PROGRESS 120	13.9	＋（0.012）	＋	－	3	0.014
	HI-TORQUE PROGRESS 140T	12.5	＋（0.0105）	＋	－	3	0.014
	HI-TORQUE PROGRESS 200T	13.0	＋（0.009）	＋	－	3	0.014
	HI-TORQUE INTERMEDIATE	1.6	－	－	－	3	0.014
	HI-TORQUE PILOT 150	2.7	－	＋	＋	3	0.014
	HI-TORQUE PILOT 200	4.1	－	＋	＋	3	0.014
	HI-TORQUE CROSS-IT 100XT	1.7	＋（0.010）	＋	－	3	0.014
	HI-TORQUE CROSS-IT 200XT	4.7	＋（0.010）	＋	－	3	0.014
	HI-TORQUE CROSS-IT 300XT	6.2	＋（0.010）	＋	－	3	0.014
	HI-TORQUE CROSS-IT 400XT	8.7	＋（0.010）	＋	－	3	0.014
朝日 Intecc 公司	Miracle 3	3.0	－	－	－	11	0.014
	Miracle 4.5	4.5	－	－	－	11	0.014
	Miracle 6	6.0	－	－	－	11	0.014
	Miracle 12	12.0	－	－	－	11	0.014
	Miracle Neo 3	3.0	－	＋	－	10	0.014
	ULTIMATE bros 3	3.0	－	＋	－	40	0.014
	Conquest Pro	9.0	＋（0.009）	＋	－	20	0.014
	Conquest Pro 12	12.0	＋（0.009）	＋	－	20	0.014
	Conquest Pro 8 ~ 12	20.0	＋（0.008）	＋	－	17	0.014
	Gaia 1st	1.7	＋（0.010）	＋	－	15	0.014
	Gaia 2nd	3.5	＋（0.011）	＋	－	15	0.014
	Gaia 3rd	4.5	＋（0.012）	＋	－	15	0.014
日本 Lifeline 公司	WIZARD 3	3.0	＋（0.010）	＋	＋	16.5	0.014

第二节　导丝的选择原则

一、概述

日本可以使用的导丝种类非常多，所有的导丝都是根据从事开发的技术人员及医师的想法制作出来的，目前所有导丝的特性和它们适应的病变尚无明确的界定。用日本自古以来的武士道来类比 PCI 的话，各个道场（介入中心）所教授的流派（导丝的选择与操作）各不相同，使用导丝时也能很深刻地反映出各流派对其的影响。从古至今，由于对不同 PCI 手术有多种多样的策略（即 PCI 的战略），本书的内容也仅仅是众多流派中的一个而已，请留意这一点。

虽然前面已经介绍了关于导丝的构造，但是什么样的病变用什么样的导丝合适呢？请参考本章第一节"导丝的基本构造"加以理解。

二、导丝的特性

现在开始列举具体的病变，虽然会阐述各种导丝适合的病变，但基本上是基于 6F 鞘管并经桡动脉入径的 PCI。导丝选择的前提是导管尺寸合适，能获得足够支撑力。另外，关于选择完全闭塞病变的 PCI 导丝，请参照相关章节。

关于各种病变下合适的导丝的特征汇总见表 1-4。假如有一种能具备所有性能的导丝当然是再好不过了，可是这样的导丝是不存在的。

1. 柔韧性　对于扭曲、迂曲病变或者角度很大的分叉病变，拥有这个特性的导丝不会发生变形，从而医师能顺利操控。

想要提高导丝的柔韧性，可以更换芯丝的材质、粗细。芯丝越细，柔韧性越高，镍钛合金比不锈钢有更高的柔韧性（图 1-4）。另外，一般来说柔韧性高的导丝操控性、推动性、塑形之后形状的记忆能力很低，所以必须结合病变的形态判断合适的柔韧性。

表1-4　针对各种病变所需导丝的特性

特　征	适应的病变及理由	导丝的构造与关系
柔韧性	适用于扭曲病变、大角度分叉病变；导丝不变形，能够操作	与芯丝的材质、粗细有关。镍钛合金或者较细芯丝会增加柔韧性
操控性	对于所有的病变都必须有导丝特性，病变程度越复杂，对这种特性的要求就越高	手边的推送部分越粗，操控性越高
润滑性	狭窄、钙化部分等阻力很高的病变，以及高度的扭曲病变需要的特性	远端为硅胶亲水性，或者多聚物涂层时润滑性增高
触觉反馈	所谓"导丝远端的感触"传到手边的能力。避免冠状动脉穿孔所必需的特性	疏水性涂层触觉反馈更加灵敏
支撑性	通过器械很困难的分叉处及高度迂曲、钙化病变所需特性	根据芯丝的材质、粗细而不同
头端负荷	一般希望使用的导丝远端越软越好，远端越硬可适用的病变就越少（如 CTO 病变）	

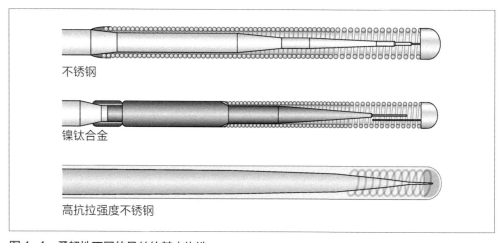

不锈钢

镍钛合金

高抗拉强度不锈钢

图1-4　柔韧性不同的导丝的基本构造

　　2. 操控性（steerability）　对于所有的病变，操控性是每种导丝共同需求的基本特性。受扭矩传达性及导丝远端的塑形影响，当芯丝的材料是不锈钢时扭矩传达性高；当芯丝的形状是近段粗、远段越来越细时，手边的回转感觉更容易传达到远段。病变越复杂，对操控性的要求就越高。导丝塑形的难度为攻克复杂病变时也对操控性产生了一定影响。镍钛芯丝的塑形虽然困难，但很容易再塑形，不锈钢芯丝虽然容易塑形，但再变形却较困难。

　　3. 润滑性　对于小血管病变、钙化病变、高度迂曲病变则要求导丝有润滑性。

远端为硅胶、亲水性涂层的导丝具有润滑性（所谓的塑料外套）。远端负荷越高、润滑性高的导丝造成动脉穿孔的危险性就越高。

4. 触觉反馈　向术者手边传达远端病变情况的能力。远端涂层亲水性越强时,向手边传达的感触能力就越差。像一体型导丝这样普遍被使用的弹簧圈类导丝,由于涂层亲水性不强,在通过钙化病变、迁曲病变时,导丝远端向手边传达的阻力很强,因此动脉穿孔及进入假腔的风险就能降低。

5. 支撑性　即在迁曲病变、钙化病变等器械通过困难的病变中使设备通过性增强的特性。导丝的推送部分越粗,支撑性越强。

6. 远端负荷　简单来说,就是导丝的硬度。单位用 g 或者 gf 标记。数值越大,远端越硬。一般来说软导丝远端负荷在 1g 以下, 对一般病变来说可以认为是最软的导丝了,其次中等硬度导丝远端负荷 2 ～ 3g,在高度狭窄或者 CTO 病变中使用,属于硬度很高的导丝。硬导丝系列导丝被称为超硬导丝,远端负荷 3 ～ 12g,与中等硬度导丝一样主要适用于 CTO 病变。

由于各个公司记录的远端负荷的测量方法不同,相互之间无法比较。

三、各种病变形态、病变时导丝的选择

本书第 2 ～ 4 章"导丝的操作方法"中, 对各种病变的可选择或最好选择的导丝会进行更详细的说明,所以本部分以各种病变需要的导丝特性为中心进行说明。

1. 对心肌梗死的 PCI 导丝选择

【导丝需要的特性】柔韧性、操控性、触觉反馈（一部分病例需要润滑性）。
【实际选择的导丝】
- Terumo 公司: Runthrough NS Extra Floppy、Runthrough NS Ultra Floppy（根据情况可以选择 Runthrough NS Hypercoat）。
- 朝日 Intecc 公司: Rinato、Route（根据情况可选择 Fielder. FC）、SION blue。
- Abbott 公司: HI- TORQUE ELETE II。
- 日本 Lifeline 公司: ATHLETE Passista。

对于这种病变,尽早进行心肌再灌注是最重要的。导丝通过栓塞部位,虽然理论上可以到达主血管的末梢,但笔者认为,在通过的过程中,希望通过栓塞部位的导丝能有一定程度触觉反馈。选择远端负荷低于 1g,且仅远端有涂层的导丝

就能安全地让导丝通过病变。

高度迂曲或者钙化病变与心肌梗死并发时，上述导丝润滑性不够，可能会导致通过钙化病变时受到极大阻力或者导丝根本无法操控的困难局面。NEO'S Fielder FC 或者 Runthrough NS Hypercoat 之类的导丝润滑性很高，若用于上面的特殊情况，可减少 door-to-balloom 的时间。

2. 对心绞痛的 PCI 导丝选择

（1）A 型病变

【需求导丝的特性】操控性。

【实际选择的导丝】

- Terumo 公司：Runthrough NS Extra Floppy、Runthrough NS Ultra Floppy。
- 朝日 Intecc 公司：Rinato、Route 。
- Abbott 公司：HI-TORQUE ELETE II、HI-TORQUE TRAVERSE。
- 日本 Lifeline 公司：ATHLETE Passista。

熟练的 PCI 操作者因为技术问题而失败的很少见。合适的导管支撑固然重要，更重要的是尽量把导丝置入病变远端部位。因此，一般认为只要导丝有足够的"操控性"就足够了。虽然可能无论什么样的导丝都可以置入远端，但进行难度高的 PCI 时，最好使用操控性比较优秀的导丝。从这个意义上讲，最重要的是能找到一根在你使用的导丝中最好操作的。近年来，各个公司售出了许多操控性很高的导丝，一边听取指导医师的建议，一边寻找适合自己的导丝是最好的。另外，从手术安全的角度来说，使用远端负荷不满 1g 的导丝相对较好。

（2）近端迂曲、钙化，分叉处，开口部位病变（CTO 以外的 B 型或 C 型病变）：此处的讨论将集中于近端中等程度迂曲病变、中度到高度钙化病变、分叉病变、开口处病变4种病变。因为一些病例会以这些病变单独地当作目标病变而存在，所以下面对临床中常遇见的病例进行导丝选择举例说明。

1）近端部 + 钙化病变。

2）钙化 + 分叉处病变。

3）近端迂曲部 + 分叉处病变。

【需求的导丝特性】操控性、润滑性、柔韧性、支撑性。

【实际选择的导丝】

- Terumo 公司：Runthrough NS Hypercoat、Runthrough NS Fullcoat。
- 朝日 Intecc 公司：Fielder FC、SION、SION black（X-Treme）。
- 日本 Lifeline 公司：ATHLETE Passista、ATHLETE JOKER。
- Niporo 公司：ABYSS EXCEED FF。

此类病变的 PCI 中常会遇到由于通过迂曲、钙化部位时阻力太大，导丝的通过很困难。如果钙化程度不是很高，手术技术要求也不会太高，加上近端部位迂曲病变的阻力，让导丝在钙化部位顺利地前进变得困难。阻力越强，推进导丝就越困难，还有可能由于阻力太强、用力过大而增加进入假腔的可能性。为了减小这个风险，选择最低程度的亲水性涂层或多聚体外套的导丝就可以降低手术风险及预防不必要的并发症。但是，从保证最大安全性的角度来讲，通过病变后将多聚物外套导丝换成弹簧圈类导丝则更为上策。

4）开口处病变

【需求导丝的特性】操控性、柔韧性、支撑性。

【实际选择的导丝】

- Terumo 公司：runthrough NS Extra Floppy, Runthrough NS Ultra Floppy。
- 朝日 intecc 公司：Rinato, Route, SION blue。
- Apot 公司：HI-TORQUE TRAVERSE, HI-TORQUE ELETE II。
- 日本 lifeline 公司：ATHLETE Passista。

开口处病变的 PCI 最终成功的决定因素一定是将支架放在适当的位置上。选用合适的导丝及恰当尺寸和支撑力的导管以保证手术过程的平稳是必要的。

有亲水性涂层的导丝通过病变相对容易，但很多时候在置入支架或将导管从动脉开口处取出时，更希望没有亲水性涂层。即使开口病变的远端病变血管形态不得不使用亲水性涂层导丝，但从安全的角度考虑，最好还是更换导丝。

第三节　弹簧圈系列导丝

　　PCI 使用的导丝，需要不会损伤血管的柔韧性，以及具有向前方推送时容易控制的操控性。PCI 中弹簧圈系列导丝的构造：在芯丝远端越来越细的钢丝部分上，缠绕 X 线不能透过的铂合金弹簧圈，最远端焊接着 X 线下可以看见的半球形顶端（图 1-5）。弹簧圈系列导丝由于具有良好触觉反馈而常作为首选导丝。最近，随着涂层技术的进步，芯丝表面可以施以多聚物外套涂层，从而使单纯的导丝分类变得很困难。

　　用导丝通过冠状动脉分支时，头端塑形很重要，为了保持其形状放入了带状的材料（图 1-6A）。过去的构造，一旦转动导丝的轴，以芯丝部分和塑形带为媒介，

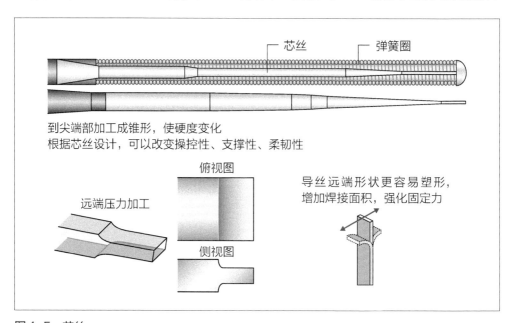

图 1-5　芯丝
这样一来，芯丝远端容易塑形，也因为焊接面积增大而加强固定力。但是，在较硬血管弯道远端会发生甩鞭现象，可能会难以控制远端的方向

远端的尖端可以转动。这种构造使得手边的扭矩传达到远端的反应很迟钝，难以按照术者的意图进行操作。为了提高操控性，开发了 core to tip 一体构造的导丝，芯丝的远端直接和半圆帽焊接而成（图 1-6B），提高了芯丝远端部的操控性。

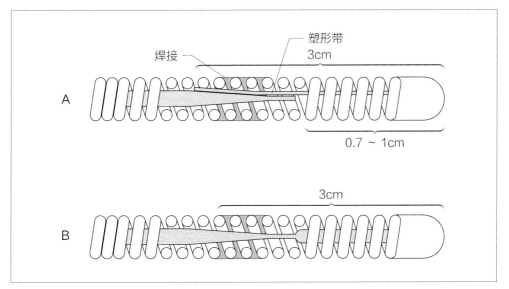

图 1-6　远端顶部构造
A．焊接型：塑形带；为了远端塑形有一条与芯丝平行的金属带，由于不能和芯丝直接结合，操控性相对较差。B．一体型：core to tip；远端直接和球形尖端结合，扭控性相对较好

　　目前的 core to tip 导丝远端为平板状，如同"宽面"的形状（图 1-5）。这是为了在远端塑形后保持形状及增加熔接面积时使远端不容易损坏。但是这个构造的弱点是导丝在较硬的迂曲部回转时，芯丝的平板状角会积存力量（图 1-7），可能会发生猛然回转的现象（甩鞭现象），使细微操作很难实现。因此，若到远端为止导丝都是圆柱状的话，即使通过迂曲部也能稳定地传达扭控性。最先研发的 Conquest 导丝的芯丝到远端为止都是圆柱状和远端尖端熔接而成，所以可控性很好。Conquest 导丝远端负荷很重，芯丝比较粗，所以形状的保持和熔接较容易，但是如果要制作远端负荷较低的导丝，就需要更细的芯丝。但是芯丝越细，回转芯丝时导丝头端易卡在斑块中，轴心偏移就会造成导丝折损。所以为了能使圆柱形芯丝远端变细、负荷下降且能够维持操控性，细的芯丝部分卷了 2 层弹簧圈，于是发明了具有更好操控性的导丝。这就是 SION 导丝或 Gaia 系列导丝。SION 导线由于芯丝很细，为了保持形状，内置名为扭丝的条状金属丝。

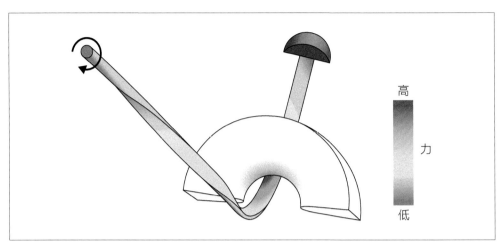

高

力

低

图 1-7 芯丝受力分布示意图
过去远端扁平芯丝不能同时具备柔韧性和操控性。如果远端扁平芯丝在迂曲部回转时，远端会在成角处聚集扭转张力。这种情况下如果继续旋转，在接触点开始动的一瞬间，聚集的旋转力会传达到远端，使轴发生大角度的旋转，这种现象称为甩鞭现象

芯丝的尖端熔接有 2 层弹簧圈的支持，因此其远端负荷低但扭转传达性良好（图 1-8）。

弹簧圈系的导丝就是随着术者要求的提高而不断进步的精密器械。如果理解了导丝的构造，通过血管的走行、病变选择导丝成为必然。

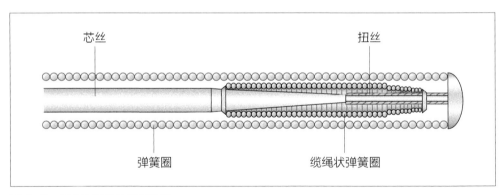

芯丝　　　　　　　　　　　　　　　　　　　　扭丝

弹簧圈　　　　　　　　　　　　缆绳状弹簧圈

图 1-8 SION 导丝的远端构造
芯丝和弹簧圈与通常的导丝构造一样。为了弥补细芯丝的缺点，用弹簧圈再次缠绕。为了维持远端的塑形，置入一条与芯丝平行的扭丝

第四节　多聚物外套系列导丝

一、定义

PCI 中使用的导丝，由于构造的不同分为多聚物外套系列和金属系列。多聚物是由许多单体聚合后生成的化合物，一般是高分子有机物。将这个多聚物覆盖在金属内芯丝表面，涂以亲水性涂层后的产品称为多聚物外套系列导丝。

二、特征

1. 良好的润滑性　多聚物外套系列导丝最重要的特征是其良好的润滑性。由于这个特性，许多金属导丝无法到达的病变，多聚物外套导丝可以顺滑地穿过该病变（图 1-9）。但是与此相对，该导丝向手边传达血管、病变性状的触感减弱。

2. 远端负荷　此处所说的远端负荷，与制造商所表示的远端负荷不同，而是指导丝远端数毫米至数厘米范围内的硬度。由于在可以柔软移动的弹簧圈表层涂以多聚物，导丝的远端会出乎意料的坚硬。再次强调，对近端操作极为重要的负荷计算法是根据导丝整体构造计算出来的，用一只手靠近远端拿住导丝，用另一只手的指腹触摸导丝远端感受触感就很容易理解了。

三、使用方法和注意事项

推荐广泛使用的金属导丝为首选，考虑使用多聚物外套导丝的情况如下。

1. 钙化伴狭窄病变　由于摩擦阻力金属导丝难以通过的病变，润滑性好的导丝通过病变相对容易（图 1-10）。

2. 穿过支架覆盖的侧支选择　与钙化病变原理一样，由于支架对于导丝的摩擦阻力较大，多聚物外套导丝更容易插入侧支。

3. 扭曲、蛇形病变血管　对于高度连续曲折的迂曲、蛇形病变，血管壁对导丝的摩擦阻力高，容易进入血管。

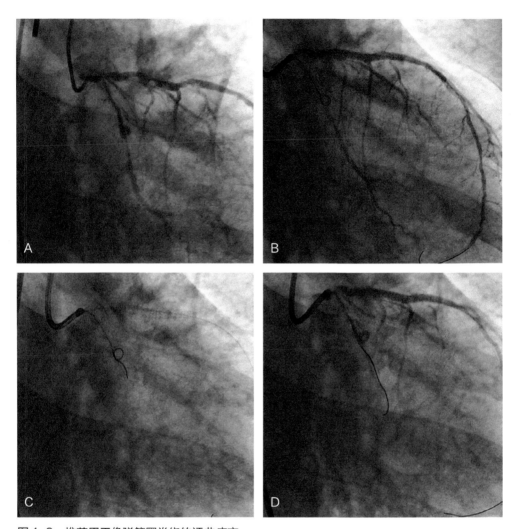

图 1-9   推荐用于像弹簧圈卷绕的迂曲病变

A、B. 这样的迂曲部病变用金属系列导丝无法通过时，多聚物外套导丝可以相对容易地通过病变到达末梢（C、D）

4. **反折导丝法（Reverse wire 法）**   向主干钝角分出的分支、狭窄病变（尤其是偏心性病变）之后分叉的分支内插入导丝为近年来比较推荐的手术技术。碰到分支入口的导丝远端是否可以无阻力地进入分支末梢则决定这个方法是否成功。

5. **内膜下追踪和再进入技术**   内膜下道踪和再进入（subintimal tracking and reentry，STAR) 技术作为 CTO 手技的一种方法，可以有目的地进行内膜下跟踪，所以多聚物外套导丝可以用于这种方法。

另外，使用时请注意以下几点。

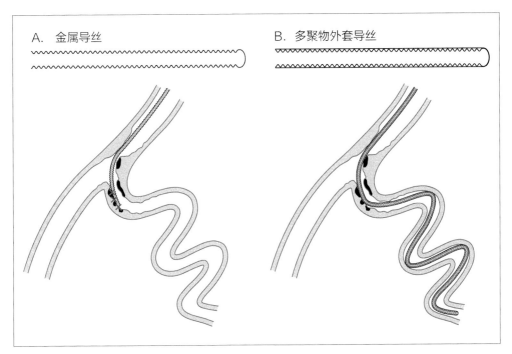

A. 金属导丝　　　　　　　　　　　B. 多聚物外套导丝

图 1-10　金属导丝和多聚物外套导丝
由于与血管壁的摩擦力阻力不同，多聚物外套导丝更容易通过金属导丝难以通过的钙化、扭曲的蛇形病变

1. 误入斑块内部　虽然润滑性没有 CTO 导丝的润滑性好，但由于远端局部坚硬，所以容易误入比较脆弱的斑块内，如果不注意而进入到末梢血管时容易引起夹层。典型急性冠脉综合征中的不稳定脆弱斑块，如果其破裂的可能性较大，则使用时应该注意。

2. 通过球囊扩张后的病变　由于球囊扩张后会发生动脉内膜剥离，导丝远端可能进入假腔内，进而造成剥离的扩大。

3. 穿孔　进入没有阻力的末梢细血管时，再加上由于远端局部坚硬，容易引起穿孔，使用时一定要注意远端是否在合适的部位。

另外，与穿通 CTO 用的微导管组合使用时，由于导丝远端推进力很强，一定要特别注意。

由于使用要求有限定，使用导丝时要充分把握其适应证，防止可能的并发症。

第五节　Gaia 导丝

一、导丝的操控性

对于导丝的推进，由于导丝远端有塑形，受到组织的抵抗力会导致其推进方向偏移，导丝的前进方向会改变，即所谓的 deflection。为了使导丝按照术者的意图方向前进，控制 deflection 就显得非常重要。另外，为了控制 deflection，控制导丝的扭转也是重要的因素。导丝尖端柔软的部分很容易发生 deflection 现象，再加上其直接的扭矩传达性（即回转初速度很快，回转依从性可达到 1 ∶ 1），使得这种导丝的操控性很高。

二、慢性完全闭塞病变要求的导丝性能

为了能沿着血管走行前进，有意识地改变慢性完全闭塞（CTO）病变内导丝的方向很重要。为此需要远端柔软，即使在闭塞的硬斑块内旋转也能有很好操控性的导丝。另外，为了能在 CTO 病变内前进还需要穿通性。但是，由于这两个特性是对立的，所以很难兼得。因此，人们一方面保持导丝的穿通性，另一方面以实现导丝的自由操纵为目的，开发了针对 CTO 病变的"Gaia"系列导丝。

三、Gaia 导丝的特征

Gaia 导丝是弹簧圈系列导丝。一般的多聚物导丝由于多聚物有自身可以聚集扭矩的特性，甩鞭现象（扭矩力聚集后反跳）很容易发生，而且初始回转也很慢，所以扭矩传达性还是弹簧圈系列导丝更好。而且 Gaia 导丝拥有朝日 Intecc 公司独自的复合芯构造（ACTONE）（图 1-11）。一体型不锈钢芯丝和 6 根单钢丝缠绕而成的弹簧圈套在芯丝远端，形成复合芯丝，所以增加了其操控性。

Gaia 导丝的使用可使甩鞭现象减少。有助于远端尖端的稳定。此外，末端的 40cm 的清水性涂层比一般的更长，因此和微导管的摩擦阻力较低。

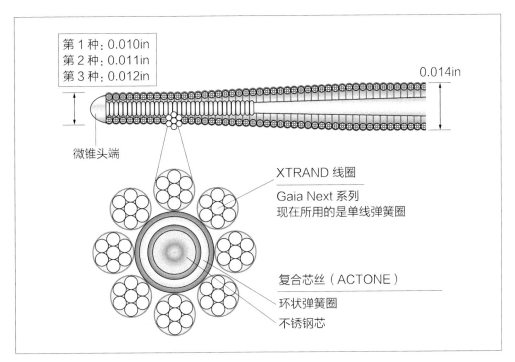

图 1-11　Gaia 导丝的构造

【朝日 Intecc 公司资料】

　　Gaia 导丝虽然是 CTO 导丝，但远端负荷并不重（图 1-12），也就是说远端尖端可以说很柔软，因此 deflection 更容易发生。再加上其操控性很优秀，因此术者更容易控制其前进的方向。

　　不仅是远端负荷，远端尖端的角度和长度所确定的形状也会影响 deflection。弯度越大，deflection 越容易发生，但是受到病变的阻力也会变大，因此操控性比较低下。所以无论如何也要避免 CTO 病变内由于弯度过大而造成空间扩大。Gaia 导丝远端尖端有一个 45°/1mm 微小的预塑形弯，比起手动塑形更加均一，更易保持形状不易变形。

　　Gaia 导丝和 Conquest 系列导丝一样，远端逐渐变细成锥形。Gaia 一代、二代、三代的不同仅仅是芯丝的粗细，所以自然而然地反映了远端负荷和扭控性。此外，由于稍微带点尖的半球形远端（micro-cone tip），与病变接触的面积变小，导丝远端单位面积的施力较大，所以不仅能保持远端的柔韧性，还能确保其良好的穿透能力。

　　另外，只有这个半球形远端没有涂层，结合稍微有点尖的半球形状很适合寻

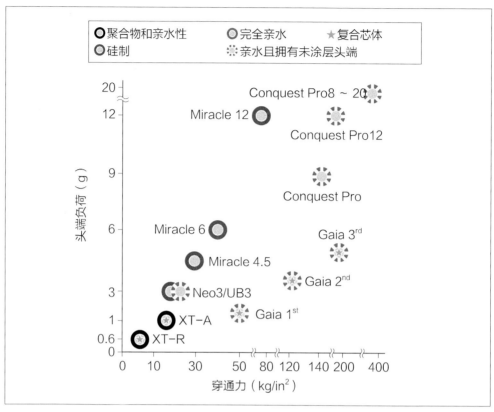

图 1-12   CTO 头端负荷和穿通力的关系

【朝日 Intecc 公司资料】

找病变"突破点"。只有找到这个"突破点"才是通过病变的契机所在，这也是易于获得阻力，从而发生 deflection 的合理设计。

随着芯丝的粗细变化，按照 Gaia 一代、二代、三代的顺序，deflection 发生的可能性越来越小，直进性、穿透性逐渐增强。也就是说对于存在坚硬组织的闭塞病变，以及不容易进入的分叉处闭塞性病变来说，Gaia 二代、三代的进步非常重要。穿通力增高的同时，动脉穿孔的风险也会相应地提高，这一点一定要牢记。

四、适用于 Gaia 导丝的操作方法

Gaia 是操控性及 deflection 控制很优秀的导丝。也就是说，必须有意识地活用这个特性。具体来说，想象一条假想线，首先旋转 30°～45°，一定不能过度旋转。稍停顿一会儿如果旋转不足，再旋转 30°～45° 后决定前进方向。方向稳定

后轻推远端尖端，不要让其被压弯。不能在前进时保证远端形状时，不要再向前推，稍稍向回拉一点，每转 30°～45°变换一次方向。重复上述一连串操作。一边选择头端前进的方向，一边前进，这就是 Gaia 导丝的基本操作方法。

不仅是 Gaia 导丝，过度旋转操作不仅会使远端尖端移动不稳定，还会扩张不必要的空隙，结果导致陷入了 deflection 控制困难的状况，所以应该极力避免。尤其是 Gaia 导丝的头端一旦卡在病变内，旋转就不得不控制在最小限度。由于 Gaia 导丝的远端柔软，因此一旦卡在病变内，持续旋转导丝的话远端芯丝容易断裂，这是 Gaia 导丝的不足之处。为了防止这种情况发生，要注意远端尖端的活动，避免过度旋转。一定不要一边旋转一边前进。远端尖端旋转后无法动弹就要怀疑是否卡在病变内，稍微拉回一点导丝以确认远端的运动，如果卡住了，可以慎重地推进微导管及 over-the-wire（OTW）球囊进行保护后再拔出。

对 Gaia 导丝的操作，不仅有意控制导丝的"主动线控"，还有从病变内相对较薄弱的组织中边试探边推进的"被动线控"。尽管保证了一定的穿透性，但因为 Gaia 导丝头端更柔软，与 Conquest 系列导丝相比较容易弯曲，因此当确定瞄准的方向对某一点实施穿透突破的操作时，选择 Conquest 系列导丝更合适。

五、新 Gaia Next 系列

为追求更好的扭控性，改良了以下几点（图 1-11）。

1. 芯丝直径加粗。

2. XTRAND 弹簧圈（7 根单钢丝捻合成缆绳状，再用 8 根这样的缆绳编制成的弹簧圈）。

为了实现更加平滑的扭控性，将芯丝变得更粗，扭矩力更高。另外，由于芯丝变粗，远端负荷变重（一代 1.7～2g，二代 3.5～4g，三代 4.5～6g），虽然负荷增加不多，但是耐久性得到了提高。另外，弹簧圈采用了 XTRAND 弹簧圈结构，可以提高带动旋转的灵敏度。防卡顿性能也得到了提高。万一芯丝断裂，由于单钢丝本身非常细，不同于单根钢丝的弹簧圈不会拉长，而在远端 5mm 附近处断裂。因此，可以将断裂时的延伸抑制到最小限度，从而克服目前 Gaia 导丝断裂时发生的问题。

第六节　硬导丝

硬导丝广泛用于慢性完全闭塞（CTO）病变，和非硬导丝相比其穿通力（病变的进入能力）要强很多，操控性也很优秀，但是对于扭曲血管的追踪性及安全性就稍差一些。本节以 Miracle 系列及 Conquest Pro 系列导丝作为超硬导丝的代表进行概要的说明（图 1-13）。

一、Miracle 系列

1. 基本构造　该导丝是以朝日 Intecc 公司制造的 Route 之类的常规导丝为基准，芯丝外卷以弹簧圈的"弹簧圈系列导丝"。远端直径为 0.014in，11cm 长的弹簧圈涂以硅胶涂层，以增强其操控性。除此之外。远端球形尖端接续的锥形芯丝部分的粗细可以改变，从而可以实现 4 种（3g、4.5g、6g、12g）远端负荷。此外，ULTIMATE bros 3 是 CTO 导丝的派生品，即 Miracle 3g 的远端 40cm 的部分涂以亲水性涂层，使得远端可以塑形更小。

2. 实际操作　Miracle 3g 的远端负荷稍重，扭矩性也很好，所以是 CTO-PCI 首选的导丝，并且被广泛应用。适合"寻找 CTO 病变入口的突破点"，还拥有"不会穿出血管外的安全感"。另外，当导丝不能继续前进时，还可以通过 4.5g—6g—12g 的阶段性提升的方法前进。但是，由于近年 X-Treme 系列及 Gaia 系列的锥形 + 涂层导丝的上市，作为首选的场合也减少了。

ULTIMATE bros 3 是继 X-Treme 系列的第二选择，但近年来逆向侧支法即从逆向的一侧进入 CTO 病变更常见。通过润滑性、扭控性的提高，操控性也就相应地提高了，详细的内容在其他章讲述。

二、Conquest Pro 系列

1. 基本构造　"弹簧圈系列导丝"的基本构造如前所述，本系列导丝远端直径 0.009in（Conquest Pro 8 ~ 20 直径为 0.008in），由于远端为锥形，其穿通力更强。

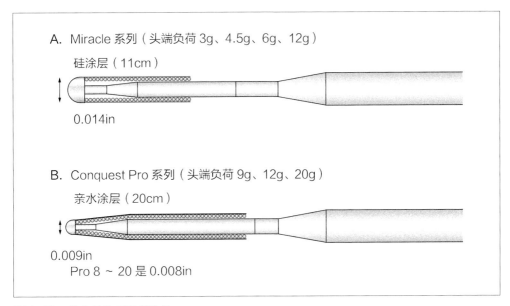

图 1-13　代表性的硬导丝构造

只有半球形尖端无涂层，故遇到坚硬病变时不容易打滑，因此拥有强大的直进能力。此外，20cm 长的弹簧圈处有亲水性涂层，所以扭控性能有所提高，而远端负荷为 9g、12g、20g，因此与头端负荷相同的 Miracle 系列相比有更强大的穿透性。

　　2. 实际操作　Conquest Pro 系列导丝与广泛使用的导丝、锥形导丝这种"导丝想去哪儿就去哪儿"的特性不同，而是以"术者意图的方向前进"为基本理念设计的。但是一定要记住，"术者意图的方向"不一定是"血管内"。使用本导丝时，必须进行对侧造影（若同侧可以对 CTO 病变末梢进行良好造影的话就不需要），从多方向透视来确认导丝远端的位置。另外，虽然直进的穿通力很强，但是在扭曲病变全程行进很困难，因此要替换成合适的导丝（图 1-14）。

　　用首选导丝可以通过的病变就不说了，一旦开始 CTO-PCI，有很高的概率会遇到使用硬导丝的情况。若是不使用硬导丝，很多 CTO-PCI 都不能完成。现在上市的导丝不仅像 Gaia 系列导丝具有很强的穿通力，还对迂曲路径有很高的追踪性，因此其依然是个热门的导丝类别。所以，PCI 术者一定要精通在闭塞血管内的操作及通过病变时的感觉。在闭塞区间很短、CTO 远端清晰可见（容易找准目标）的病例，以及支架内闭塞（血管走行很明确）的病例中，特意使用超硬导丝可以感受使用时的感觉。

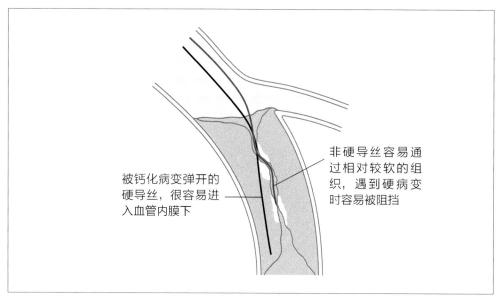

被钙化病变弹开的硬导丝，很容易进入血管内膜下

非硬导丝容易通过相对较软的组织，遇到硬病变时容易被阻挡

图 1-14　硬导丝与非硬导丝

参考文献

［1］Kawasaki T, Koga H, Serikawa T：New bifurcation guidewire technique：a reversed guidewire technique for extremely angulated bifurcation--a case report. Catheter Cardiovasc Interv 71：73-76, 2008.

［2］Colombo A, et al：Treating chronic total occlusions using subintimal tracking and reentry：the STAR technique. Catheter Cardiovasc Interv 64：407-411, 2005.

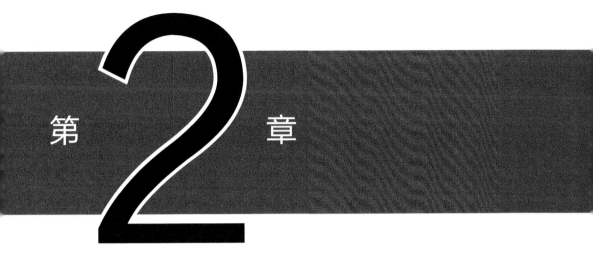

第2章

导丝的操作方法
（初学者篇）

第一节　A 型病变的导丝选择

首先,我们来确认一下 A 型病变的定义:① 局限性病变（＜ 10mm）;② 向心性病变;③ 近端部位无扭曲,或者轻度扭曲;④ 非成角病变（＜ 45°）;⑤ 边缘平整;⑥ 无钙化或轻度钙化;⑦ 非完全闭塞病变;⑧ 非开口病变;⑨ 分支非受累病变;⑩ 非血栓病变。

A 型病变在 PCI（或经皮冠状动脉形成术, PTCA）的起步时期成功率较高,属于急性闭塞风险很低的病变,所以即使是 PCI 的初学者,也可以担任这样 A 型病变的术者。本节谨献给 PCI 的初学者供其参考。

一、导丝的性能评价

导丝的评价指标是扭控性、支撑性、头端硬度、润滑性等。A 型病变中,基本不用考虑导丝的扭控性及为了运送设备的支撑性。对 A 型病变来说,比较合适的是头端硬度较小,润滑性适度、安全性高的导丝。

1. 头端硬度较小　PCI 过程中的冠状动脉穿孔率约为 0.2%,最常见的原因是导丝穿孔。如果选择适合 A 型病变大小的球囊、支架,在病变扩张时,冠状动脉穿孔可能性极低。A 型病变治疗过程中出现的穿孔基本上认为是导丝造成的,所以较小的头端其硬度很重要。

2. 适度润滑性　即使是润滑性很好的导丝,伴随着器械的进出,也会因为导丝意外到达冠状动脉末梢,或者错入分支而造成穿孔。因此,并不推荐润滑性极好的多聚物外套导丝（图 2-1）,而推荐弹簧圈头端设计导丝（图 2-2）。弹簧圈头端设计导丝比起多聚物外套导丝,传达给术者的信息更多,所以操作起来更安全。在此基础上,如果靶病变是 A 型病变,但远端病变扭曲或严重钙化,导丝难以通过时,在弹簧圈头端设计导丝中,建议慎重地选择润滑性相对好的导丝（如 SION blue → SION 之类的导丝）。

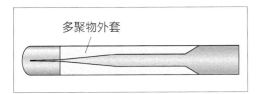
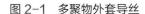

图 2-1　多聚物外套导丝

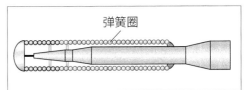

图 2-2　弹簧圈头端设计导丝

二、导丝的选择

　　每个公司都会生产满足上述条件的导丝，并认为可作为首选导丝，那么在这些导丝中如何做出选择呢？

　　笔者认为无论选用哪一种导丝，首先应当是自己喜欢的导丝，然后用这种导丝完成一定的病例以积累经验。经上级或者同事推荐，或者观摩崇拜的老师操作时使用的导丝都可以作为理由。重要的是，持续使用这根导丝完成一定的例数以积累经验。这样的话，可以拿下次使用的导丝和自己喜欢的导丝作比较，然后更容易理解其特性，可以在相应的病变中使用。

秘传技巧

　　选定一根自己喜欢的导丝，然后一直使用并完成一定的例数以积累经验。

　　以上就是关于对 A 型病变导丝选择的叙述。显而易见，PCI 的难易度并不是仅由病变形态的难易度决定的，其他冠状动脉病变的有无及心功能、肾功能等全身要素都会对操作产生影响。即使是 A 型病变，PCI 的难易度也绝不是一定很低。牢记这一点对学习 PCI 非常重要。

第二节 导丝的操作手法

导丝（GW）操作时姿势很重要，需要腰板挺直，肩膀放松。不仅要看透视屏幕，还要关注心电监护和把握患者的状态。初学者要注意导丝的远端，尤其在出导管的时候，很容易忽视血流动力学状态、心电图变化。这些在导丝操作中很常见，所以把握全局非常必要。

一、导丝插入时的操作手法

首先，通过导丝引导针向 Y 型连接器内插入导丝。此时如果导丝的远端已伸出导丝导引针，导丝就会受破坏，所以一定让导丝的远端收纳在导丝导引针内插入。操作导丝时，左手的环指和小指握住 Y 型连接器，左手的拇指和示指轻轻捏住导丝，右手拇指、示指和中指抓住导丝扭转器（图 2-3），手心向上抓扭转器后难以进行细微的操作，所以手心向下抓住，不要太用力，像拿筷子一样轻轻地抓住。右手的手指转动导丝，左手手指推动导丝推拉移动，使得导丝前进。

二、插入球囊时导丝的操作手法

插入球囊时，用两根手指的指腹固定导丝，插入球囊后只能水平面操作，所以使得插入更加容易（图 2-4）。球囊里插入导丝时，助手固定住导丝远端的话，可以降低导丝意外向前进的危险性。导丝刚从球囊导管端口出来时，左手捏住导丝，右手使球囊前进。

三、回收球囊时导丝的操作手法

左手固定导丝，右手拉球囊的杆，当球囊导管的端口到达 Y 型连接器内时，换一只手拿，导丝和球囊保持在同轴。右手固定导丝，左手拉球囊导管（图 2-5A）。然后，在距球囊导管端口数厘米远的地方左手捏住固定导丝，拉回数厘米的球囊

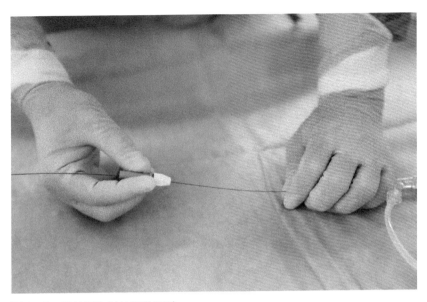

图 2-3 导丝插入时的操作手法

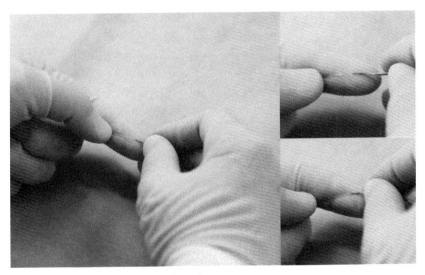

图 2-4 球囊插入时导丝的操作手法

导管。重复同样的操作，顺序回收球囊导管（图 2-5B）。此时，在透视中确认导丝远端没有移动。球囊导管远端从 Y 型连接器中完全出来时，左手固定导丝，注意导丝不要被拔出来，然后回收球囊导管。

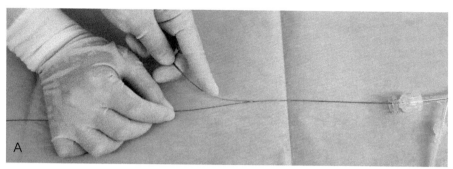

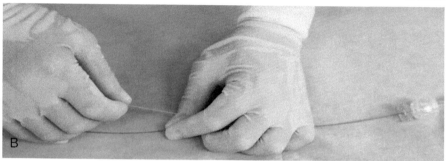

图 2-5　球囊回收时导丝的操作手法

秘传技巧

　　手持导丝的方法，不同术者有不同偏好，版本也有很多种，但笔者推荐手心向下的拿法（执筷子式）。虽然也有手心向上的拿法，但这样拿手不容易稳定，难以进行细微的操作。另外，CTO 之类的病变由于需要长时间的导丝操作，手指手腕容易疲劳，样子看上去也不好看。在 PCI 演示中参考专家的手持方法也很不错。一旦成为习惯，以后改变起来也很困难，对于刚刚开始学习操作介入手术的医师，还是建议用执筷子式手持法。

第三节 塑形方法、导丝扭转器

一、塑形方法

导丝的塑形是 PCI 成功与否的关键，而且也是基本的手技之一。根据各种各样的病变性状，导丝塑形到能发挥其最大性能的形状非常重要。塑形的主要目的包括对进入血管的选择性和病变的通过性两点。塑形的形状由导丝远端塑形的角度和大小共同决定，但同时也需要考虑血管内径、血管的迂曲程度、狭窄部位和分叉处的位置关系、是否使用微导管、是否是 CTO 病变等因素。

在进入血管前需要对导丝进行塑形，通常使用导丝导引针（insertion tool）和导丝包装自带的塑形设备或注射器针头，在距离导丝远端数毫米的位置将其弯曲30°～90°，使其形成一个平滑的弧度（图 2-6A、B）。如果不用塑形设备，也可用拇指和示指徒手操作使之弯曲。如果开始塑形角度太大就很难回到原来的位置，所以从塑形角度小的曲线慢慢调整再使弯度变大这样更好。一般来说，选择进入分支时，导丝的弯径要比血管腔的内径稍微大一点，这一点是非常有必要的（图2-6C），因为塑形角度太小，血管分支就无法进入，如果塑形角度太大就难以进行精细的操作。另外，如果选择进入左前降支，多数情况下对角支分支处的左前降支弯角很大，所以需要比平常更大角度的塑形。

此外，如需要尽可能小的弯时，可以使用导丝导引针来塑形（图 2-6D、E）。在 CTO 及 CTO 附近的病变中，需要使用微通道寻径或是真腔内寻径。导丝随导丝导引针插入状态下，导丝远端外露 0.5～1mm，用手指压之形成较大角度（45°～90°）的折角。如果熟练了，用这个方法也可以塑形很大的弯。

此外，如果狭窄部出口处有分支，或者分支近处和远处血管内径不同时，则需要塑第二个弯。此时，第一个弯需要不带弧度的小折角，第二个弯需要较缓的大弯。狭窄部出口处有分支的话，导丝在狭窄通道内会受压变直，因此，导丝远端需要小弯。

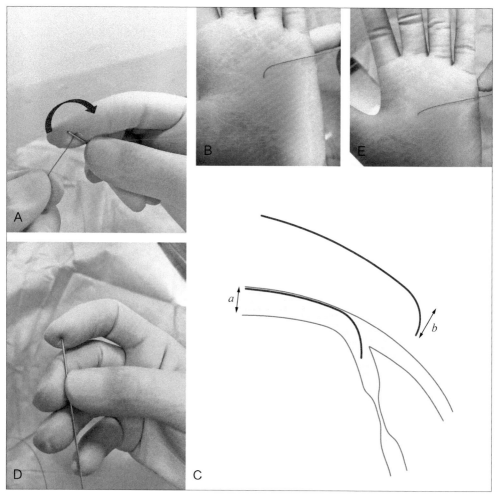

图 2-6　塑形方法

A. 使导丝形成平滑的弧度；B. 成品；C. a（血管的内径）＜b（导丝的弯径）；D. 不带弧度的小折角；
E. 成品

秘传技巧

　　Reverse wire 是一种特殊的塑形方法（图 2-7）。选择进入夹角很大（通常
90°以上）的分支时，也常使用双腔导管。第一个弯和第二个弯是反向 180°做成的，
通常程度的弯作为第一个弯在远端制作完成后，第二个弯（30°～45°）反向 180°
制作，从而能让导丝在 Y 型连接器中折线缓慢前进。第二个弯的位置位于最初远端 5cm
左右，第一个弯和第二个弯如果离开太远，挂住分支之后的操作会变得困难，所以笔者
认为 2～3cm 的程度较适当。但是，根据分支之后的弯度大小需要做稍微改变，如果
弯度较大则稍长一点，小的话就稍短一点。

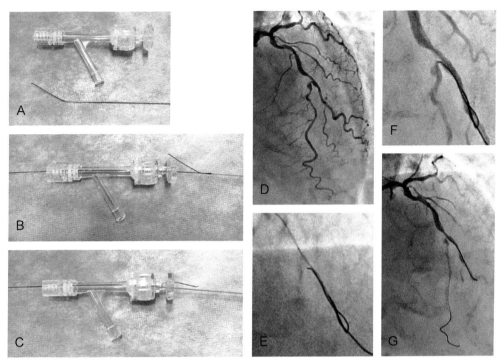

图 2-7　Reverse wire 法（本例使用 SION black 和 Sasuke）
A. 通常程度的弯作为第一个弯在远端制作完成后，第二个弯（30°～45°）反向 180°制作，从而能让导丝在 Y 型连接器中折线缓慢前进；B. 使用双腔导管；C. 第二个弯在 Y 型连接器内折线前进；D. 左前降支大于 90°的分支；E. 向对角支方向前进；F. 第一个弯向左前降支方向慢慢拉；G. 导丝向左前降支方向通过

二、扭转器

现在在售的扭转器如表 2-1 所示。Y 型连接器、导丝导引针捆包销售的情况也很常见。内径粗的、内径细的、大的、小的多种多样，但基本上是根据术者的喜好选择的。另外，除了适应 0.010～0.014in 导丝的扭转器，也有适应 0.040in 导丝的。除了应用于冠状动脉，也可以应用于冠状动脉以外的血管内治疗。

扭转器使用时，持扭转器的手可以放在台上固定或者悬空状态使用，术者选择轻松的方法即可。

表 2-1　扭转器一览表

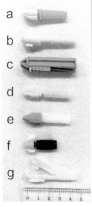

名　称	制造销售商	适应导丝的内径（in）
Radiofocus 扭转器	Terumo 公司	0.010 ～ 0.038
TD2 扭转器	NIBURO 公司	0.010 ～ 0.018
Grip 扭转器	NIBURO 公司	0.014 ～ 0.038
扭转器	NIBURO 公司	0.010 ～ 0.018
扭转器	希曼公司	0.009 ～ 0.018
转向手柄	MEDOTORONIKU 公司	0.014 ～ 0.018
H20 扭转器	希曼公司	黄：0.010 ～ 0.020 橙：0.025 ～ 0.040

第四节　导丝的移动方法（旋转前进法）

在 PCI 中，导丝（GW）的操作与导管（GC）的操作同样都是基本的操作技术。越是复杂的病变，导丝的操作就越重要，所以掌握基本操作非常重要。本节讲述对非复杂病变导丝的基本操作方法。

一、基本姿势和导丝的拿法

用左手拇指和示指轻轻夹持住导丝并进行推送或回拉的操作。其余手指抓住 Y 型连接器或微导管。右手拇指和示指握笔一样握住扭转器，进行旋转操作。一定要让导丝远端随着术者的意图运动。扭转器和 Y 型连接器的距离如果离得太远，导丝的操作会变得很困难，3 ～ 5cm 的距离操作较容易。导丝操作中不仅要看透视中的导丝远端，通常导管远端的位置也需要注意。此外，心电图、血压、血压波形也必须要关注。导丝操作时如果手用力过大，导丝远端的感觉就会难以传达，所以一定要注意手上的力度。

导丝在冠状动脉内操作时需要注意的是，避免导丝无法进入目标血管，而进入侧支造成穿孔。然而，一直造影的话会增加造影剂的量，因此，术者一定要熟悉操作导丝的运动和导丝远端运动的感觉。还有就是感知到血管阻力也非常重要。尤其是在狭窄部位，导丝前进时进入斑块内或进入假腔，会造成冠状动脉内膜夹层。所以慎重操作导丝非常重要，术者一定要保持稳定的姿势，注意力集中在导丝远端的运动、导管情况及压力监测上。

二、导丝的前进、旋转方法和病变（非复杂病变）的通过方法

1. bare wire 法和 over-the-wire（OTW）法　　bare wire 法是导丝单独在冠状动脉内前进。一般都使用这个方法。但是，高度扭曲病变及高度狭窄病变、CTO 病变多用 OTW 法。随着设备的更新，特别是微导管的种类、性能都有提升，可以联合微导管使用。导丝的远端不能自由移动时、导丝通过受到阻力时，联合

使用微导管效果很好。由于狭窄近端部位的迂曲，导丝的操作性下降时，可以拉伸近端部位，此外，运用微导管可以减少导丝前进时的阻力。

2. 导丝的基本操作 旋转和推拉操作，导丝的基本操作为右手旋转操作，左手推（进入）拉（退出）操作配合进行。旋转操作不是胡乱旋转导丝，而是一边确认导丝远端的运动，一边进行操作。若是一直向一个方向旋转，导丝的远端可能会无法移动而造成断裂。受导丝的性能所限，旋转角度不会立刻 1：1 地传达到导丝远端，而是有所延迟。因此，手转多少度，导丝远端会跟着转多少度，术者心里一定要有数。此外，为了向导丝的远端很有效率地传达扭矩，减少导丝的摩擦是很有必要的。旋转操作加上推拉操作可以很好地传达扭矩，所以两个操作同时进行非常重要，如图 2-8 所示的进行毛毛虫运动式的操作。导丝远端碰到冠状动脉壁时可能发生剥离或者误入假腔。所以一定要保证导丝的远端常处于能自由移动的状态。

关于推拉操作，推进导丝，使导丝在冠状动脉内前进，但回拉也是一种技巧。比如，导丝远端如果碰到病变、迂曲部时，过度推进导丝会被压弯，此时推进力量不能传到远端而向压弯的地方偏移了。这种情况下稍稍拉回一点导丝就会使压弯的地方回直，更容易向远端传达扭矩。此外，由于回直了导丝的弯，导丝远端的方向改变，推拉操作时，用手推动导丝的距离和导丝远端实际移动的距离，与旋转操作一样，都有偏差，所以一定要能体会到这种感觉。

3. 病变通过方法（非复杂病变） 冠状动脉狭窄部位存在斑块，有时斑块非

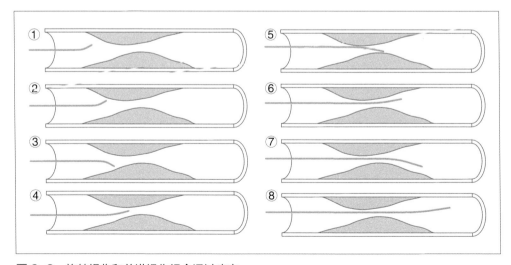

图 2-8　旋转操作和前进操作组合通过病变

常软，因此导丝通过病变时朝着斑块方向推导丝的远端，会进入假腔，发生剥离，血流可能会被中断。基于上述原因，到达病变部位之前再行一次造影，确认狭窄发生部位。如果导丝的远端进入狭窄内，请一边在透视下确认导丝远端没有卡顿，而是在狭窄部前进。此外，为了能拉直压弯了的导丝的远端，不可照原路向前推。导丝没有前进反被压弯时，或者远端不能前进时，不可以硬推乱操作，而是要先拉回导丝，一边寻找不会碰壁的地方一边进入。因此，为了不让导丝远端卡在斑块内，要像毛毛虫运动一样通过病变，适时行造影以确认位置。

4. 通过支架内的情况　留置支架内通过导丝时，重要的是不要使其穿过支架梁。一边在透视上确认，如果稍微感觉到阻力时也要考虑是不是穿过了支架梁。另外，即使导丝远端进入支架内，导丝远端也会钩住支架梁，所以要配合旋转操作，确保不碰到支架梁的情况下使其通过。在支架内用 knuckle 技术有时也有效。

5. 有分支或误入分支的情况　导丝远端带有塑形，所以导丝有时会误入分支。这种情况下，朝着与分支相反方向插入导丝。如果导丝没有很好地朝向对侧，就进行旋转操作，常一边移动导丝的远端一边插入，就可以在前进时避免误入分支了。

三、针对不同冠状动脉解剖的导丝前进方法

1. 右冠状动脉　首先在血管近段至远段不缩短透视图像的左前斜位（LAO）50°开始。由于开口处有窦房结分支，注意要绕开再前进。开口部位导管的轴和冠状动脉的轴如果不一致，就很容易误入分支，所以调整导管远端使其与冠状动脉同轴。通常窦房结的上方有分支，所以导丝的远端朝着下面前进。继续前进，右冠状动脉有一个很大的向下的折角，所以导丝远端朝向下方前进。右冠状动脉中段有右心室支分支。即使是 LAO 50°的情况下也很难区分分支的方向，所以如果误入分支时，改为右前斜位（RAO）30°时分支的方向就可以分清了。导丝到达右冠状动脉远段，为了分清远段的分支部分，改为 LAO 头（CRA）位。通常朝着左心室后支方向插入。左心室后支从右冠状动脉远段开始是朝着透视图像上方，在那之后拐弯并朝向下方，如果朝上方导丝继续向前的话就会误入分支中。另外，很多软导丝到了这个位置操作性会降低，所以需要旋转操作和推拉操作联合进行，像毛毛虫运动一样进入末梢。

2. 左前降支　左主干部的分支在蜘蛛位下可分辨，可以沿着前降支将导丝

插入。然后 AP-CRA，之后改为 RAO-CRA 位置影像。从 CRA 角度看，前降支被伸展，间隔支与对角支分离。前降支分支很多会误入，所以配合造影适度前进和旋转，为了不要误入间隔支，导丝应该朝着相反方向一边用毛毛虫的运动，一边插入导丝。如果进入对角支就将导丝朝着对侧方向插入。尤其是前降支如果是迂曲病变的话，越进入远端，导丝的扭控性就越差，越容易误入分支。为了避免引起夹层，注意配合旋转运动与推拉操作，小心地插入导丝。

3. 回旋支　和左前降支一样，在蜘蛛位中首先向回旋支方向插入导丝。之后为了分清分支采用 RAO-CAU（足位）或者变更为 RAO-CRA 位置影像。回旋支的分支由于不多，在分支部小心操作，朝着病变方向插入导丝。回旋支和导管不在同轴方向，所以越向远端，导丝的扭矩传达就越困难。因此，配合旋转运动与推拉操作，一边注意，一边插入导丝。

以上就是导丝的基本移动及对非复杂病变的操作方法的说明。导丝操作时的注意点是，在体外操作导丝的话，旋转、推拉操作可以传递到导丝的远端，但一旦进入冠状动脉内，手边的操作就不能够 1 : 1 地传达到导丝。所以，平时手边操作多少度，能向远端传递多少度，术者领悟这种感觉非常重要。

秘传技巧

导丝进入的技巧是旋转、推拉操作的配合，笔者首先以 1 : 1 扭矩为目标慢慢进行旋转来确定导丝远端的方向，再试一试推进的方法。特别是在分支部，需要一些技巧。有很多分支的部位，一边要进行很多的旋转操作，一边推拉导丝，注意不要误入分支。末梢的旋转反应很弱，由于和血管的摩擦很强，尽量多做一些旋转运动进入。通过病变时注意不要碰到斑块，尤其是要注意导丝不要被压弯。操作导丝时由于频繁使用造影剂，造影剂的使用量也会增多，为的是判断导丝远端是进入主干还是误入分支，所以使用多量造影剂是必要的。最新的透视装置（Azurion，Philips 公司）可以如图 2-9 所示显示出冠状动脉口的路径，即使不用造影剂，导丝的插入也是可能的。由于心脏搏动，路径不一定完全一致，配合安全的导丝操作，可以在减少造影剂用量的前提下操控导丝。

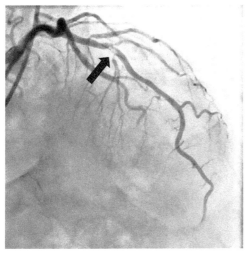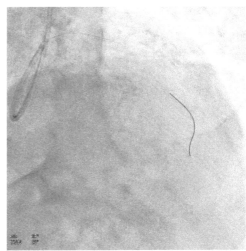

图 2-9　冠状动脉参照对比下行导丝操作

第五节 导丝通过后的保持和注意点

关于 PCI，导丝的远端插入冠状动脉的合适位置并且保持住，是基本的操作之一。向冠状动脉内插入器械和拔出时，导丝和器械由于受到摩擦力、作用与反作用的影响而运动。将这种被动的导丝运动限制在最小，对于安全的操作来说非常重要。

一、导丝远端应该进入到哪里保持住

支架或者球囊之类的器械进入冠状动脉时，需要导丝的支持力。为了获得更强的支持力，导丝应该进入造影下可见的冠状动脉主干末端，将导丝保持在该位置是非常必要的。

另外，图 2-10 的病例左主干入口的病变是目标病变，末梢血管扭曲严重，如果将导丝强硬地插入，很可能造成冠状动脉剥离或穿孔。此外，插入器械不需要很强的支持力，所以导丝远端让导丝处于稍稍被拉伸的状态进行操作。操作时，仔细观察冠状动脉末梢有无迂曲、分支，以及从病变的形态来看需要多少程度的支持力，仔细考虑这些后决定导丝远端应该进入到哪里。

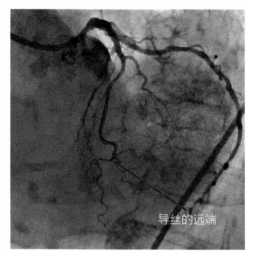

导丝的远端

图 2-10　病例 1

二、注意导丝的远端

前文已经说明过，器械在冠状动脉内进入和拔出时，导丝会移动。但是由于 PCI 中一边看着以病变为中心的透视图像一边操作，因此，导丝远端有时没能在透视图像内看见。

在图 2-11 的病例中，操作开始时，导丝插入到右冠状动脉末梢（图 2-11A 中箭头的位置）。但是操作中导丝会向远端运动，当注意到时导丝会误入到图 2-11B 的箭头位置。像这样如果在将导丝插入末梢的细小分支的情况下进行操作，会增加导丝穿孔的危险性。操作中如果没有注意到导丝的远端，在没有注意到导丝误入分支的情况下继续操作会增加风险。

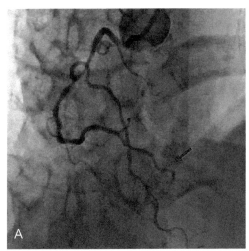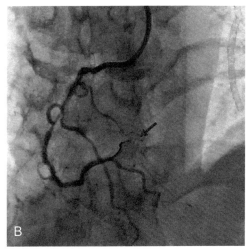

图 2-11　病例 2
A. 术前冠状动脉造影；B. 导丝误入分支

初学者要养成在显示屏上确认远端导丝的习惯，常需要一边注意导丝的远端一边进行操作，这一点非常重要。

三、操作中导丝需要移动的情况

当导丝遇到以下三种情况需要移动：①与血管的摩擦；②与器械的摩擦；③有时受到导管控制等的影响而出现偏移。

1. 导丝和血管的摩擦　　与较直的血管相比，目标血管迂曲很严重时，会增加导丝和血管的摩擦，再加上插入导丝后拉直的血管会产生回到弯曲状态的力，导丝可能自然地脱出来。

2. 导丝和器械的摩擦

（1）凝固血液和造影剂：导丝上如果附着了凝固血液或造影剂，导丝和器械的摩擦就会增加，随着器械的移动导丝也会被带动。为了防止上述事件发生，拔出、插入导丝时，需用生理盐水＋肝素的纱布擦拭过后再操作。

（2）分支的保护导丝：在分支处病变，实施插入保护分支导丝的 PCI 及主干狭窄病变用球囊扩张后拔出球囊导管时，分支的导丝可能也会被拔出。此外，向主干插入器械时，分支的导丝也有可能会插入到末梢。当主干的狭窄是弥漫性或迂曲病变时，分支保护性导丝和器械的摩擦会变大。再加上分支保护性导丝通常会有亲水性涂层，和血管的摩擦力变小会更容易滑动，所以导丝的移动范围就更大了。图 2-12A 中确认左前降支中远段的弥漫性病变，用亲水性涂层的导丝保护血管直径较大的对角支，图 2-12B 中远段到中段点线的部分一边用球囊扩张一边拔除导管时，需要确认保护导丝是否和球囊导管一同被拔出。在这之后，直径 2.5mm，长度 32mm 的支架插入左前降支远段时，随着支架的插入分支导丝可能也会一同向前伸入。这样，因为侧支的导丝比主干的导丝更容易滑动，所以操作过程中一定要经常注意其远端的位置。

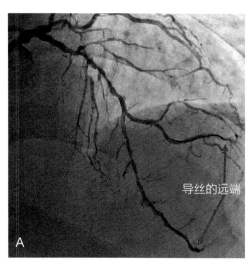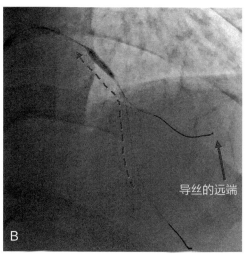

导丝的远端

导丝的远端

图 2-12　病例 3

秘传技巧

器械的插入、拔出时一定要经常注意导丝远端的位置。

3. 导管控制　指引导管的支持力很弱时，器械进入狭窄部位时由于反作用力，导管会从冠状动脉口滑脱，导丝也会被拉出一部分。另外，从冠状动脉拔出器械时，由于反作用力，导管会向冠状动脉深处滑入，此时要伸入导丝。像这样，导丝的位置也会受导管运动的影响。

　　以上就是有关导丝通过后保持的注意点。重要的是，从 PCI 开始到结束一定要边注意导丝远端的位置边进行操作，此外，操作过程中尽可能地保持导丝远端不动，应不断练习来提高自己的操作水平。

参考文献

［1］Ryan TJ, et al：Guidelines for percutaneous transluminal coronary angioplasty.Circulation 78：486-502, 1988.

［2］Clenn NL, et al：2011 ACCF/AHA/SCAI Guideline for Percutaneous Coronary Intervention. J Am Coll Cardiol 58：e44-e122,2011.

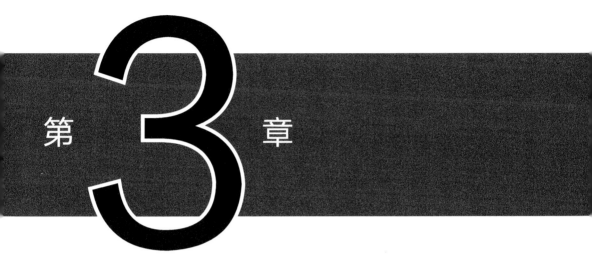

第 3 章

导丝的操作方法
（中级者篇）

第一节 分叉病变

一、导丝的选择

关于 PCI，还有很多没有解决的问题。作为日常临床中常遇到的问题，分支处病变问题是最普遍的课题。由于其拥有复杂病变的特性，该领域常随着知识的更新而更新。以后还可能会出现可降解支架，所以可以想象手术技巧的变化也会很大。本篇作为最基础的知识，总结了分支部病变导丝的选择。

1. 用于分支部导丝的选择 构成导丝的成分大体上有以下几个：芯丝、塑形段和尖端。

理解各个零部件的作用很有必要。对于分支部病变的治疗，导丝通过后，为了让影像设备［血管内超声检查（IVUS）、光学相干断层成像（OCT）、光学频域成像（OFDI）］，球囊导管，支架运送系统通过，需要一定的支撑，一般类型的导丝（如 Route、HI-TORQUE BALANCE），向分支方向插入很困难，所以芯丝需要一定的支撑性（芯丝的硬度）。一般来说如果只强调芯丝的支撑性，常会使用拥有镍钛合金的 Run-through NS。

对于塑形带及尖端，在导丝表现方面，需要考虑 2 个要素。第一，考虑向分支方向通过时，需要比较高的头端硬度。第二，还要记住在手术的过程中改变塑形的形状。一般来说，推进分支方向的导丝时，需要超过近主干部（MB）血管内径 1/2 的弯才可以，但一旦进入分支后这个形状会妨碍继续操作。这时就需要再次改变其形状的重塑性。

过去不锈钢芯丝的导丝，远端一旦塑形后，就很难复原。但是，最近的复合材料芯或者镍钛芯，由于塑形形状可变，因此可以改变其曲径、曲率。但是，塑料（多聚物）外套系列导丝（SION black、Fielder FC 等）改变塑形形状时很容易增加曲率，而减小曲率（复原成直线）却很困难。

另外，进入分支向远端部位前进时，需要导丝的润滑性。一般来说大多数导丝都有亲水性涂层，所以并不是很严重的问题。在迂曲很严重的分支中，要改变导丝的弯度，建议积极使用微导管。

有时为了追求润滑性而使用塑料外套系列导丝，但远端部位冠状动脉穿孔发生的危险性就会上升。此外，留置导丝拘禁在支架外面时，如果钙化程度较高，塑料外套可能会破损并残留在血管内，所以不是很推荐。

除此之外，代表性的软导丝的头端硬度见表 3-1。对于远端部分和芯丝的结合形状，不同公司都做了深入研究，此处就不再赘述（图 3-1）。

表 3-1　代表性的软导丝的头端硬度

导　丝	头端硬度
SION	0.7g
SION blue	0.5g
SION black	0.8g
Runthrough NS Floppy	1.0g
Runthough NS Ultra Floppy	0.5g
Runthrough NS Extra Floppy	0.6g
ATHELETE JOKER	0.6g
BMW/BMW Universal	0.5g

2. 根据分支角度选择导丝

（1）导丝分支角度很小（60°以内）时进入分支的导丝操作及选择：在近端主支血管中有操作空间时，如果予以合适的远端塑形，导丝通过分支基本没有问题。选择头端硬度较小的导丝，如图 3-2 所示，如果导丝远端曲度超过近端主支部位血管径 1/2 以上，进入分支后向末梢前进时过大的远端曲度会成为阻碍。

（2）分支部角度很大（60°～90°）的分支内导丝的操作与选择：如果不是稍大的远端头端硬度（一般 1g 以上），向分支通过可能很困难。如果使用微导管，就可以预防导丝远端滑入远端主支血管。此外，即使进入分支后以不同角度进入远端部位时，微导管仍然有效。朝日公司拥有的 composite core 导丝（SION，SION blue 等）是预防滑脱的典型代表。

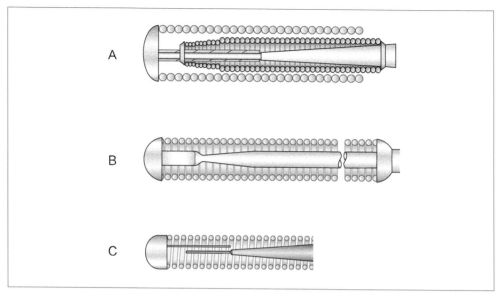

图 3-1 导丝芯的接合形状

A. composite core，塑形具有可塑性，抗脱垂能力强；B. 镍钛芯，优秀的耐久性，形状记忆性较差；C. 不锈钢塑形带，容易塑形，构造上较脆弱

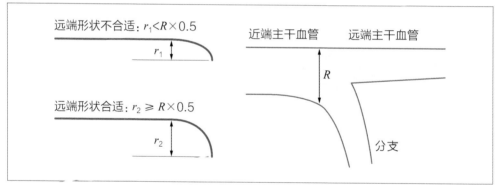

图 3-2 插入分支时的弯度（曲径）例子

秘传技巧

分支角度超过 90° 时的操作方法

一般在导丝操作过程中，经常会出现难以进入分支的情况，因此需要根据不同情况使用双腔导管，采用 Reverse wire 技术进行操作。详细内容参考其他章节。使用 Reverse wire 技术时，一般选用超滑涂层导丝。

在选择适合分叉病变的导丝时，必须清楚其构造及材料的特征。即使是在简单病变中使用的工作导丝，也最好先弄清导丝的特征。在分支病变甚至是 CTO 病变的操作过程中，对导丝的基本理解是 PCI 成功不可或缺的条件。不仅在导丝方面要精通，作为专业人士，在学习 PCI 之后，首先要成为精通各种器械的专家。

二、进入分支时导丝的操作方法（旋转、前进法）

进行 PCI 治疗时，很多病变位于分叉处，而不仅局限于主支，因此建立良好的分支血供也非常重要。作为基本的操作技巧之一，分支导丝的操作实际上可分为支架置入前、置入后、分支闭塞后等状况，以及单独操作导丝、使用 Crusade 导管等情形。这一部分内容与其他章节可能存在重复，本节将以导丝的操作方法为中心进行讲述。

1. 分支不重叠的重要性　用导丝进行分支选择时，选取最合适的造影角度，可清晰地观察分叉部位至关重要（图 3-3）。分叉最清晰的角度基本上是与分叉病变平面相垂直的方向。实际举例，置入支架中选择分支时，分右前斜位 - 头尾（RAO-CRA）与左前斜位 - 头尾（LAO-CRA）两个方向拍摄造影（图 3-3）。很明显，LAO-CRA 所示为导丝选择时的最适方向。

2. 一般分叉病变中导丝的塑形、前进方法　通常情况下，在分叉病变的分支中，单个较缓弯的情况较多。基本上，导丝曲率半径比目标侧支部位冠状动脉内径的弯大 1mm 左右。如果在距分支比较近的部位有迂曲，塑第二个弯的导丝会更容易通过。

3. 使用 Crusade 导管（Sasuke 导管）时分支导丝的推进方法　当单独使用导丝选择分支很困难，或者在主支置入支架后再进行分支选择时，可应用 Crusade 导管（Sasuke 导管）。按照笔者的方法，原则上在后一种情况时应使用 Crusade 导管（Sasuke 导管）。主支导丝进入 Crusade 导管（Sasuke 导管）内，分支导丝进入 OTW 腔内，再进行分支选择，可以避免导丝从近端穿到支架的外侧。实际上，在进行分支选择时，可以向远端推进 Crusade 导管（Sasuke 导管），适时地让导丝伸出 OTW 腔，从而进入分支。

以下阐述导丝的实际操作：导丝几乎成 90°的弯角度，曲率半径比血管内径大 1mm 左右。

形成这样的弯曲，可以使导丝更容易找到分支入口。在分支已经扩张的情况下，

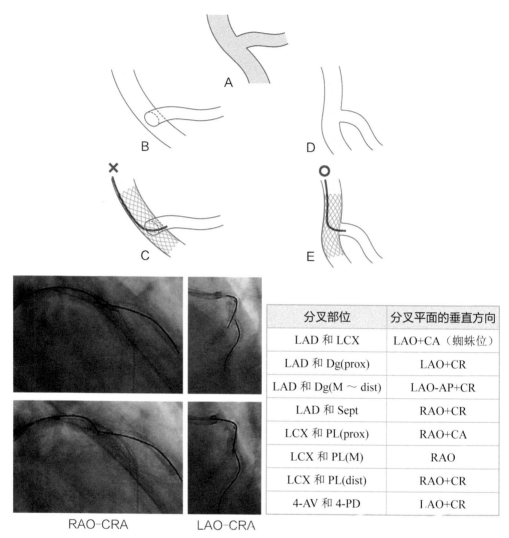

图 3-3　分支病变的合适分离角度

LAD，左前降支；LCX，左回旋支；Dg，对角支；Sept，穿隔支；PL，后侧壁支；AV，主动脉瓣；
PD，后降支；LAO，左前斜位；RAO，右前斜位；prox，近段；M，中间部；dist，远段；CA，足
位；CR，头位；AP，前后位

分叉部位	分叉平面的垂直方向
LAD 和 LCX	LAO+CA（蜘蛛位）
LAD 和 Dg(prox)	LAO+CR
LAD 和 Dg(M ～ dist)	LAO-AP+CR
LAD 和 Sept	RAO+CR
LCX 和 PL(prox)	RAO+CA
LCX 和 PL(M)	RAO
LCX 和 PL(dist)	RAO+CR
4-AV 和 4-PD	LAO+CR

之后的导丝操作要谨慎进行。为了方便进入分支，可以稍微加大塑形角度。因此，在分支后存在弯角的情况下，导丝的推进通常会遇到障碍。在两个方向的透视下，推进导丝的同时，应确认其最初的走行方向没有发生偏差。锥形导丝及超滑涂层导丝容易进入动脉剥离腔内，因此通常不适合在分支选择时使用。

4. 通过 Crusade 导管确定导丝在合适位置通过支架网眼　主支部分置入支架后，有时需要重新选择分支导丝。此时，应尽可能使之穿过远端位置（接近嵴部的支架网眼）。IVUS 及最新利用 3D 技术的 OCT 和 OFDI 都是确认最佳通过部位的方法，都可以更准确地辅助分支导丝。这些方法虽然可以确认导丝是否通过了最合适的部位，但却没有直接的引导功能。因此，每次导丝进入后均需要确认其是否通过了预期部位。在使用 Crusade 导管进行分支选择时，在认为能够选择分支时，向前推进 Crusade 导管，将分支导丝靠在分叉部的嵴侧。通过这种方法，就可以确认导丝已尽可能地从远端进入分支（图 3-4）。需要从两个方向进行确认，这比仅从一个方向确认更加准确。此时，Crusade 导管中有 2 个标记，可以通过 Stent Boost 进行评价，进一步明确导丝的路径是否合适。

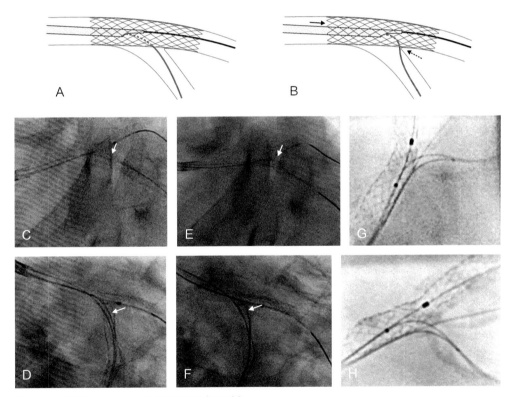

图 3-4　使用 Crusade 导管进行分支再选择
A、B. 轻轻推进已进入主支的 Crusade 导管，分支导丝移动至嵴侧，可以确认其已进入合适的部位；C、D. 轻轻推进已进入主支的 Crusade 导管，虽然分支导丝向嵴侧移动，但在 2 个透视方向上确认，可发现其移动并不充分；E、F. 重新置入导丝，采用同样的方法推进 Crusade 导管，在 2 个透视方向上确认，与前次相比，这一次导丝更加靠近嵴侧；G、H. 在另一例病例中，使用 Stent Boost 支架影像增强技术，可更加清楚地了解分支导丝的走行

三、成角病变时进入分支的方法

目前，反向导丝法（Reverse wire 法）已成为进入成角病变分支的常用方法。本节将以具体病例对此方法进行概述。

1. 手术准备　将导丝塑形置入双腔微导管中。与 Crusade 导管相比较，Sasuke 导管外径较小，通过性较好，但也正是由于其内腔很窄，操作性下降。笔者在开通血管到大角度分支时选择前者，而在进入 CTO 远端分支时选用后者。按照操作顺序，首先制作导丝的第二个弯（图 3-5A、B）。此时，如果完全对折，在后期微导管前进时就会缺少支撑，对折部分不仅造成导丝整体向主支脱垂，而且也会影响进入分支后导丝的可操作性。笔者的操作方法是，先制作一个较缓和的弯，然后将其推入 Y 型连接器（图 3-5C）。这样就可以保持 Reverse 形状进入导管，并且导丝可以维持这样的形态从导管的远端伸出（图 3-5D），从而向冠状动脉内输送。此时，用扭矩器固定导丝和双腔导管（图 3-5E）。如果忽视这一点，第二个弯和双腔导管侧孔会在输送过程中移位，而产生的 Reverse 形状，在输送到冠状动脉时就会被完全破坏。

2. 术中实际操作（图 3-6）　选择超滑涂层导丝。如果导丝头端越过分叉入口而进入分支，向后拉拽导丝可使其被动插入分支，但操作过程中应确保导丝在分支内推进的阻力较小。按照这样的操作，使导丝顺利插入分支的深处即可，但在碰到分支近端的斑块或者弯角时，导丝通常难以前进（图 3-6C-2）。为避免出现这种情况，可以选择使用头端负荷较小的导丝。此外，使用扭转器操控导丝，对于避开这个"阻挡物"也很有必要（图 3-6C-3）。

为满足上述条件，笔者喜欢用 SION black 导丝，而当分支入口处高度狭窄时使用 XT-R，其他导丝如 Whisper 或 PT2 等，也可应用。导丝如果顺利插入分支深处，通常可利用微导管将其换成工作导丝。此外，如分叉部位成角明显，弯曲的导丝经常会从分支部脱入主支。为避免此类情况的发生，应选用高柔韧性的微导管。笔者喜欢 Caravel，但也可选用 Prominent BTA、Mizuki Fx 等其他合适类型。通过以下实际的病例来进行探究。

3. 病例

（1）病例 1：LAD 入口处的重度狭窄病变（图 3-6A）。因为前向法完全无效，所以选择从 LCX 方向进行 Reverse wire 法。起初，在距导丝远端不远处制作第二个弯，因为完全挂不到粗大 LCX 近端位置的入口处（图 3-6B-

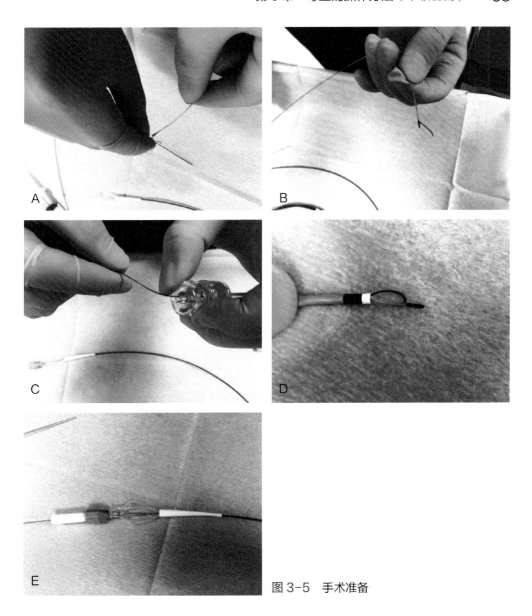

图 3-5　手术准备

1），因此再做一段弯（图 3-6B-2）。尽管导丝头端已经插入左前降支，但在碰到远端狭窄的同时，第二个弯在入口的重度狭窄处"被卡住了脖子"，进而陷入了无法传递扭矩力的状况。因此，在新的导丝中，加大了头端和第二个弯间的距离（图 3-6C-1），因此当导丝头端进入远端狭窄处时，第二个弯尚未到达分叉处（图 3-6C-2）。这样，扭矩力就能够进行传递，在避开"阻挡物"的同时，继续向远端推进（图 3-6C-3）。此时，第二个弯中存在扭矩力的

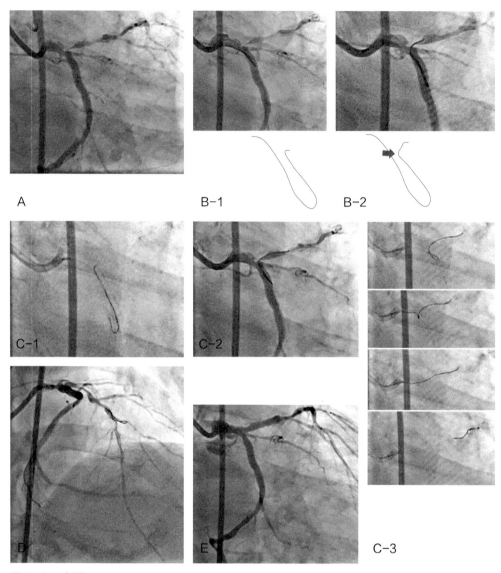

图 3-6   病例 1

积累，所以操作时要慢慢地向外拉拽导丝，同时要等扭矩力传递到导丝的头端，这一点非常重要。当第二个弯越过分叉部位后，操作就会变得简单。这时即使长时间插入 Knuckle 导丝，也可以在随后引入微导管时获得良好的支撑（图 3-6D）。最终成功完成了左主干部 - 左前降支（LMT-LAD）的血供重建（图 3-6E）。这是一个经过多次失败尝试后终于成功的病例。

（2）病例 2：这是右冠状动脉（RCA）的 CTO 病例，CTO 末端处存在十分严重的分叉病变（图 3-7A、B）。在尽量远离分支的中轴使用反向控制性正向和逆向内膜下寻径（controlled antegrade and retrograde subintimal tracking，CART）技术，沿外部 300cm 导丝送入双腔导管，并使用 SION black 导丝行反向导丝法（图 3-7C）。用 Caravel 微导管交换工作导丝，最终成功地在分叉部位完成血供重建（图 3-7D）。

从目前的情况来看，Sasuke 一定可以顺利地通过 Corsair Pro 撑开过的管腔，因此建议在撑开后使用 Sasuke，而不是进行球囊扩张斑块、嵴侧移位等风险较高的操作。

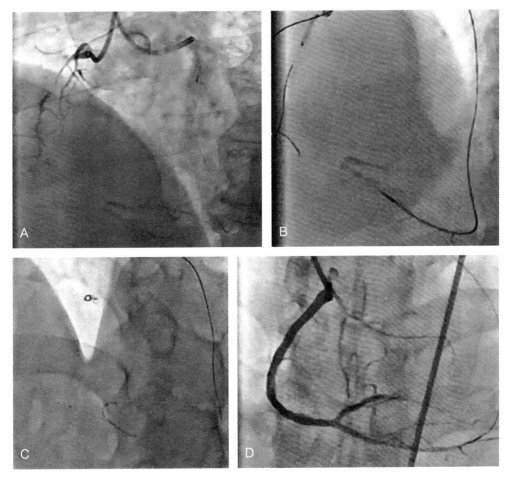

图 3-7　病例 2

秘传技巧

唯一的技巧是在理论理解的基础上不断地进行尝试。另一个技巧就是不要吝啬器械。在复杂病变的 PCI 中，如果使灌注区域内的较大分支发生闭塞，那么血供重建成功后的获益也将受限。为患者着想，希望诸位在操作过程中树立强烈的分支保护意识。

四、使用 Crusade、Sasuke 导管时导丝的操作方法

Crusade、Sasuke 等双腔导管（double lumen catheter，DLC）可应用于各种样式的分叉病变。其规格上的区别请参照表 3-2。Sasuke 的外径较小（包括端口处），而 Crusade 的内径较大。此外，Sasuke 外侧的亲水性涂层较长，因此如果优先考虑通过性应选用 Sasuke，而在注重导丝操作性时，可使用 Crusade K。拔出导管时，可使用延长导丝或 trapping（压导丝）器械。

1. 适用病变　如表 3-3 所示，根据分叉病变的情况，可分为 4 种类型。

表 3-2　DLC 规格上的比较

制品	外径			内径		有效长度（cm）	导丝外径（in）	亲水涂层长度（cm）
	端口（mm）	近端管身（mm）	远端管身（mm）	近端管身（mm）	远端管身（mm）			
Crusade K	0.55	0.96	1.06	0.42	0.45	140	0.014	21
Sasuke	0.50	0.84 1.08	1.05	0.40	0.43	145	0.014	38

表 3-3　可使用 Crusade、Sasuke 的分叉病变

1. 成角的分支
（1）用正向导丝技术通过时
（2）用反向导丝技术通过时
2. 支架置入后分支导丝进入时
3. 分叉后的 CTO 病变

2. 使用方法

（1）成角的分叉病变

1）正向导丝通过成角分支的情况：普通导丝做很大的弯，或使用微导管（贯通导管）也不能抓住分支入口时，可考虑使用。此时，分叉部位成角明显，导丝不能

抓住入口处，或者即使顺利抓住了入口处，也无法顺利通过。这种情况下，双腔导管在分支控制中的意义在于尽量提高对导丝的支持力。进行正向导丝操作时，只用单独导管或微导管不能完成的情况，多表现为因成角过大而向主支远端脱出。此外，当分支入口处存在狭窄，如果导丝缺乏特殊的支撑，其受力后容易向主支远端滑脱。这时，应用双腔导管维持对导丝的支持力，才能有效操控导丝，可使用亲水性涂层导丝或超滑涂层导丝。在这种情况下，导丝抓住入口处后，尽量减少推进阻力，避免不必要的钻探，在确认前进方向的同时谨慎地推进。一旦导丝以合适的角度进入，就必须改变推进的方向。此时会产生一定的阻力，所以要小心翼翼地推进。

　　2）反向导丝通过成角分支的情况：以本节"成角病变时进入分支的方法"为标准。

　　（2）支架置入后再进入分支：支架置入后再次进入导丝时，应确认导丝是从支架内侧穿过的，并且尽可能到达远端。除了前述加强支持力的作用外，使用双腔导管还可以避免导丝从支架外侧通过，并且防止导丝之间相互缠绕。

　　下面将阐述实际的操作方法。主支置入支架后，不拔出导丝，确认双腔导管头端进入支架远侧（图 3-8A）。将分支导丝通过快速交换球囊导管输送至支架的远端（图 3-8B）。此时，应回撤双腔导管以提高导丝的自由度，尽可能让导丝从支架的远端通过（图 3-8C、D）。

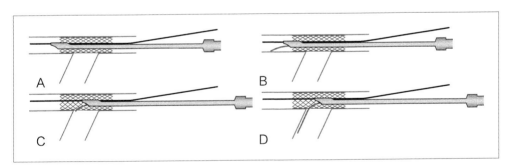

图 3-8　支架置入后分支导丝进入时

秘传技巧

　　通过双腔导管使导丝在支架远端穿出之后，回撤双腔导管继续操控导丝，此时将双腔导管回撤位置停留在支架近端内是十分重要的。在导丝反复推拉操控的过程中，一旦导丝退到支架近端外，那么最终可能导致导丝从支架外通过。

（3）分叉后的 CTO 病变：用于增强支撑力。一般情况下，处理 CTO 病变时应使用具有较好穿透力的导丝。特别是对于分叉后立即出现的 CTO 病变，应尽量将双腔导管靠近 CTO 入口处，通过 IVUS 来确认入口后再放入导丝。如果最初没有使用双腔导管，而在微导管（贯通导管）的支持下进入导丝，当升级为 CTO 导丝仍不能通过时，应更换为双腔导管。对于靠近分叉后的 CTO 病变，如遇到成角的情况，应尽快选用双腔导管。

如图 3-9 所示，将 IVUS 送入对角支，确认 LAD 入口后，最初使用微导管时未能成功置入导丝，随后换用 Sasuke，成功将 Conquest Pro 12 导丝通过 LAD 入口处的 CTO 病变。这样可以加强支撑力，增强导丝的可控性，使其通过成角 CTO 病变时也不会脱出。进行导丝控制时，切忌用力过猛，在推入导丝时，手上一定要有导丝穿过病变的感觉。

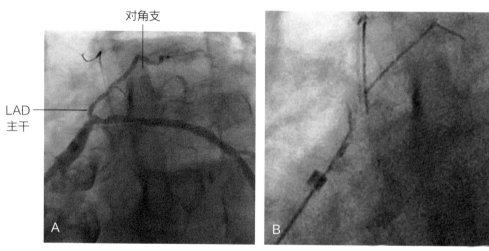

图 3-9　LAD 的 CTO 病变

秘传技巧

　　穿过 CTO 时，双腔导管的位置应尽量接近病变。如图 3-9 所示，给导丝塑第二个弯尝试进入病变时，先慢慢回撤，当导丝头端有钩住入口的感觉后，说明这个地方最需要支撑力，就可以将双腔导管送到该位置进行导丝操控。

适合在置入导丝时使用双腔导管的病变，多为 CTO、成角的复杂病变及置入支架后再次进入分支等重要情况。要求术者小心翼翼地操作导丝。此外，根据具体情况调整双腔导管的位置也很重要，也是术者在操作过程中所要完成的重要决策之一。做决策时不要犹豫，如果能够恰当应用，术中不良情况就会有明显改观。因此，应该掌握这些操作技巧，包括如何选择相应导丝。

五、越过支架时导丝的操作法

在分叉病变处置入支架后，有时需要在分支方向同时进行球囊扩张。因此，越过支架时导丝的操作十分重要。以下将对越过支架时导丝操作的基本技巧、操作过程中易遇到的陷阱及其解决方法进行概述。

1. 对越过支架时导丝操作的基本技巧

（1）使用双腔微导管：双腔微导管包括 Crusade 和 Sasuke，而两者在构造上几乎相同。在处理分叉病变时，导丝越过支架来选择分支是最基本和最可靠的方法。使用双腔微导管时，分支导丝必须从主支内通过，有助于提高导丝的操作性，并且可以避免导丝旋转，从而最大限度地发挥双腔微导管的作用。难点在于如何撤出双腔微导管，这时需要一些技巧，注意不要误将已成功置入的导丝带出。现在，通过 KUSABI 的压导丝技术，可以将其安全和顺利地拔出。

（2）使用环状导丝：将导丝头端做成环状，当其通过主干后，回拉的同时使导丝头端脱入分支方向（图 3-10）。

预先在导丝头端制作一个较大的弯，使之容易形成环状，以环状形态在支架内前进，就可以避免导丝钻入支架的下方，这是一个简单而有效的方法。

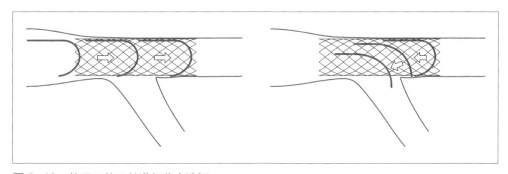

图 3-10　使用环状导丝进行分支选择

2. 越过支架进行导丝操作过程中易遇到的陷阱　①导丝从支架外侧通过；②导丝的缠绕；③导丝穿过位置的不同而导致支架变形的差异；④导丝操作导致分支夹层。

（1）导丝从支架外侧穿过：左主干的分叉病变等近端血管的直径较大，支架可能不会紧贴在血管壁上（支架贴壁不良）。此时，可能会出现导丝穿过支架外侧进入分支的情况，这是导致器械通过困难的原因之一（图 3-11）。像这种情况，如果是前端外径较小的球囊或者新球囊，比较容易穿过支架，从而导致支架本身发生变形、断裂等，需要注意。

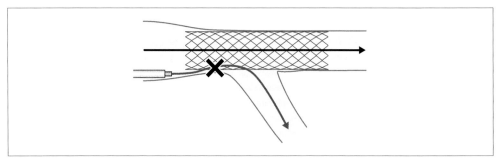

图 3-11　导丝从支架外侧通过

1）确认导丝从支架外侧穿过：经 IVUS 或 OCT 检查有用。

2）避免导丝从支架外侧穿过的方法：如果预计近端存在支架贴壁不良时，最基本的操作是用大直径球囊扩张支架（近端优化技术）。另外，推荐使用双腔微导管，也是可靠和有效的措施。

（2）导丝的缠绕：在越过支架时操作导丝，如单独操作分支导丝，易与主支方向的导丝发生缠绕，之后再置入器械就会遇到困难（图 3-12A）。出现这种导丝缠绕的原因，仕于分支选择时对导丝进行了过度旋转。

1）防止导丝缠绕的方法：分支选择时尽量减少导丝的旋转次数。使用双腔微导管也是有效的方法。

2）解除导丝缠绕的方法：一旦器械输送至导丝扭转的位置，先将包括头端在内的导丝拔出（图 3-12B），再次插入即可纠正缠绕（图 3-12C）。这时，尽可能操作直行方向（一般为主支方向）的导丝来纠正。

（3）导丝穿过位置的不同导致支架变形的差异：分支病变同时扩张（如对吻球囊技术）时，存在着这样一个陷阱，即导丝穿过支架位置不同，可导致支架发

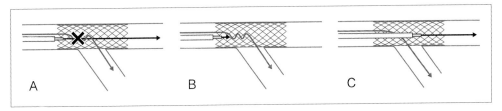

图 3-12　导丝缠绕及其解决方法

生不同的变形。

1）导丝从近端穿过支架的情况：球囊扩张使支架向主支管腔内卷曲变形（图 3-13A）。

2）导丝从远端穿过支架的情况：球囊扩张使支架向分支方向倒陷而变形。支架倒陷时会覆盖容易发生狭窄的分支入口处，所以笔者认为此处是理想的穿入点（图 3-13B）。

但是，实际上，有意识地将导丝从最佳位置穿过是很困难的，就算在体外进行，通过部位也并不一致。利用 OCT 的 3D 分析可有效确认穿过点。

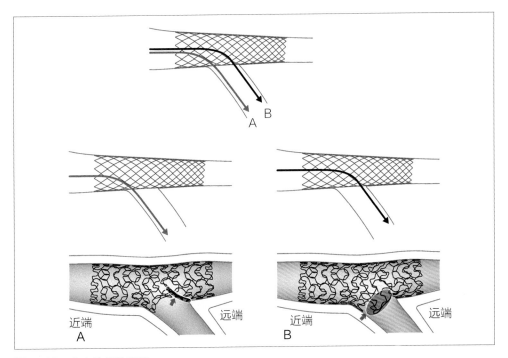

图 3-13　分支选择的陷阱

A. 导丝从近端穿过支架时，支架远端可能上抬至主支的血管腔内；B. 导丝从远端穿过支架时，可以将支架近端压向分支一侧，也可防止分支病变的再狭窄

（4）导丝操作导致分支的夹层：在分支入口处狭窄的情况下，进行前扩张有时会导致夹层的形成。在这种情况下插入分支，并误入假腔的导丝可能使假腔扩大，引起分支闭塞，因此需要注意。

1）避免分支夹层、分支闭塞的方法及对策：避免对分支进行不必要的预扩，必要时选择尺寸较小的球囊。

2）即使出现分支闭塞，有保护导丝时可以将重入的位置作为标记，以提高对位置选择性。头端呈锥形的导丝可以提高对闭塞分支的选择性，而超滑涂层导丝容易误入假腔，操作时一定要注意。

3）"拘禁"球囊分支保护技术可以预防分支闭塞，之后进行导丝交叉操作时可能变得容易，所以也是应该掌握的技巧之一。

秘传技巧

对分支病变支架留置后越过支架的基本导丝操作：
（1）扩张支架近端（近端优化技术），推荐使用双腔微导管。
（2）如果需要进行对吻球囊技术，在进行分支选择时要从支架远端穿过。
（3）使用保护导丝或者"拘禁"球囊分支保护技术可使导丝重入更容易。

以上对分支病变置入支架后导丝操作的技巧及陷阱进行了概述。至于是否需要在支架置入后进行分支处理，则要根据病例情况来判断，在积极地处理分支的同时，牢记其中的陷阱及相应策略，避免一些不必要的并发症，从而顺利地进行操作并成功完成治疗。

六、拘禁导丝的使用方法

1. **被拘禁导丝重入分支的位置**　分支导丝偏向分支的小弯侧（图 3-14A），放置主支支架时就被固定在小弯侧（图 3-14B），所以可以认为是在分支入口支架近端的位置（图 3-14C）。通常，将拘禁导丝作为标记，从此处开始，可以使分支导丝对准远侧 1～2mm 进行重入（图 3-14D）。但是，当分支被阻挡时，可以供导丝重入的部位就只有拘禁导丝附近的空间了，沿此导丝走行进行重入（图 3-14E）。如果执着于从分支入口处远侧进行重入，导丝误入嵴侧斑块内，可引起夹层。当无法在透视下明确分支入口时，将拘禁导丝向近端拉回，根据不透光部位可对入口处做标记，

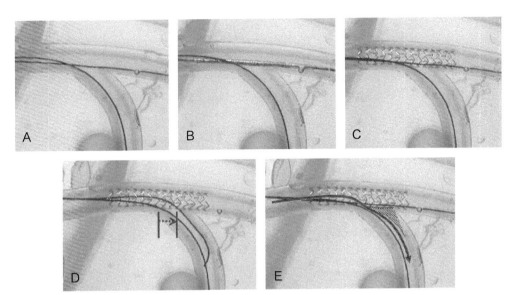

图 3-14　分支导丝重入时，拘禁导丝与分支入口处的位置关系
通常，对准远侧 1 ～ 2mm 的位置，在分支被阻挡时，则沿拘禁导丝方向插入导丝

更易于重入。

2. **拘禁导丝回收时的注意事项**　超滑涂层导丝和非涂层导丝的随机比较研究发现，拘禁导丝回收导致的损伤分别为 2% 和 55%，类似断裂的严重损伤只在非涂层导丝的应用中发生过。根据这个结果得出，使用超滑涂层导丝是安全的。如果无法轻松回收导丝时，导管通过反作用被拉入到冠状动脉，造成夹层或导致支架近端变形等情况，需要注意。缓缓操作导丝，随时留意导丝走向，也是非常重要的。

3. **难以进入分支时使用拘禁导丝的解决方法**

（1）支架外球囊扩张（图 3-15A，图 3-16）：在分支被明显阻挡导致导丝进入困难，而分支闭塞致使血流不畅的情况下应用。沿拘禁导丝推进直径为 1.0 ～ 1.5mm 的小球囊（图 3-15A ①），在分支入口处扩张（图 3-15A ②），狭窄解除之后（图 3-15A ③），用双腔微导管（Crusade、Sasuke）向分支重入导丝（图 3-15A ④）。此时，扩张之后采用对吻球囊扩张技术，改善近端支架变形及贴壁不良的情况（图 3-15A ⑤）。

导丝穿过贴壁不良支架近端的网眼，可能导致支架变形。因此，必须通过 IVUS 或 OCT 来确认交叉点的位置。如果小直径球囊也无法推进，可使用 Corsair 或 Tornus 撬开覆盖闭塞分支的支架。

（2）反向压迫支架（图 3-15B）：即使应用前述的支架外球囊扩张的方法（图 3-15B ①②）也难以向分支方向进行导丝重入时可以应用，也可用于球囊扩张引起夹层而导致血流无法改善的情况。随后，用与分支直径相适应的球囊扩张分支。由于该气囊挤压近端支架（图 3-15B ③），应于主支近端向分支方向置入支架（图 3-15B ④）。向主支方向的导丝重入以后，进行对吻球囊扩张，目的在于使主支、分支的支架充分扩张和贴壁（图 3-15B ⑤）。

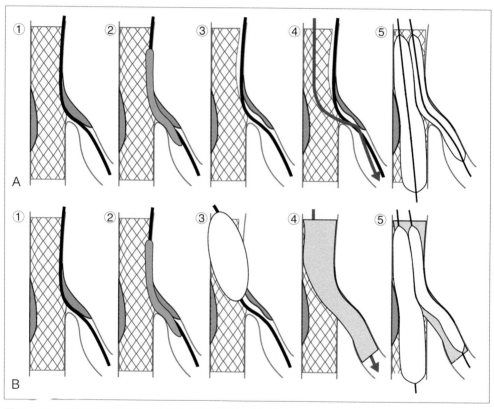

图 3-15　分支重入困难时，使用拘禁导丝进行破解的方法
A. 从支架外球囊扩张；B. 反向压迫支架

4. 拘禁导丝断裂时的处理

（1）导管内球囊扩张：用 2.5mm 球囊进行高压扩张，可固定导管内的残存导丝，可以尝试逐个拔出导管。

（2）圈套：分支扩张后，插入圈套器械，抓住断裂导丝并将其拔出。

（3）导丝包裹法：在分支中插入多条导丝，将断裂导丝卷入其中，拉住并将其拔出。

　　（4）用支架压迫：使断裂导丝保持原样，残留在支架近端，置入支架将其游离的部分压到血管壁上。

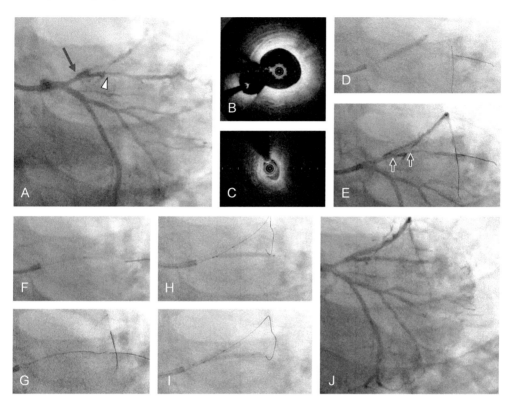

图 3-16　主支置入支架后，分支导丝重入遇到困难的例子
A．PCI 术前：主支远端（箭头），分支远端（△）高度狭窄；B．分支部的 OFDI 像（A 箭头的位置）；C．分支远端的 OFDI 像（A △的位置）；D．主支的支架（Ultimaster 2.75/24mm）置入；E．存在分支狭窄（箭头），导致导丝交叉困难；F．支架外球囊扩张，沿着拘禁导丝推进 1.0mm 球囊，对分支远端也进行了扩张；G．容易进行导丝交叉；H．由分支夹层导致血流变慢，以改良 T 型支架置入的形式在分支置入支架；I．为了避免支架近端形成夹层，实施对吻球囊扩张；J．最后造影

秘传技巧

　　（1）分支置入时，导丝对准拘禁导丝远侧 1～2mm 处；分支明显狭窄时直接对准拘禁导丝。
　　（2）注意拘禁导丝回收时使用超滑涂层导丝。
　　（3）注意回收时对导管的牵拉。
　　（4）分支置入困难时，沿着拘禁导丝推进并扩张球囊。
　　（5）熟悉拘禁导丝断裂时的回收方法。

第二节　迂曲病变

一、导丝的选择

要进行导丝选择，首先要知道导丝的种类和特征。此外，还需要理解导丝的结构（导丝基本构造的具体情况请参照第 1 章）。对于 CTO 以外的非闭塞性病变可用的导丝种类为弹簧圈导丝和超滑涂层导丝。弹簧圈导丝是在其金属芯头端约 30cm 的部分缠绕弹簧圈。操作性较好，也容易感知头端的动态，适用于细小分支的选择。超滑涂层导丝在其金属芯头端包裹有塑料的聚合材料，润滑性好，在病变处的通过性强，但也容易进入末梢细小血管，有穿孔风险。关于两种类型的代表性导丝，请参照第 2 章中 "A 型病变的基本导丝选择" 的说明。

包括迂曲病变在内，在冠状动脉的血管整体都比较软的情况下，使用头端负荷小的弹簧圈导丝也很容易通过，但是伴随钙化，对于在一定程度上已发生硬化的冠状动脉迂曲病变，如不采用摩擦阻力较小的超滑涂层导丝，就无法插入到末梢的位置。另外，如果将超滑涂层导丝插入较软的血管迂曲病变处，由于心脏搏动，有时容易脱离病变，反而难以使用。因此，一旦通过了迂曲病变的位置，使用弹簧圈导丝反而更有利于稳定操作。总之，迂曲病变处的导丝选择，应考虑包括迂曲病变在内的冠状动脉的钙化程度，根据所致的血管硬化水平来判断是否选用超滑涂层导丝。

另外，在伴随高度钙化的蛇形血管处的迂曲病变中，IVUS 或支架等器械的通过会增加摩擦阻力，有时不能进入病变部位。此时，根据经验换用强支撑导丝（如 Grandslam），可以改善通过性。

二、迂曲病变的导丝操作方法（旋转、推进）

迂曲病变是一种会比其他造影显示部位更加难以通过的病变，即使是存在靶病变的冠状动脉也会有差异。例如左前降支，从头侧多方向造影，较多病例显示由斜

秘传技巧

　　还有另一种方法可以使导丝通过迂曲病变，继续进行稳定操作：最开始在亲水性涂层微导管中使用弹簧圈导丝，在微导管的辅助下推进导丝（图 3-17），通过迂曲病变处后，撤出微导管，可相对稳定地进行后续操作。此外，使用超滑涂层导丝通过迂曲病变处以后，再将另一根弹簧圈导丝推进至病变处，虽然是 2 根导丝，但根据经验也相对容易通过。

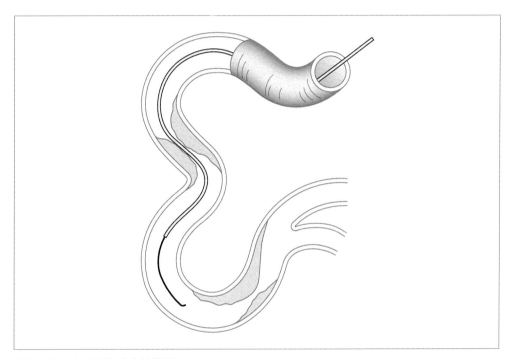

图 3-17　高度迂曲病变的处理
在行高度迂曲病变处的处理时，在血管造影用的亲水性涂层微导管中，利用弹簧圈导丝通过迂曲病变可提高操作性，更易通过病变部位

位所致的蛇形弯更易出现；而右冠状动脉，用普通造影体位，在左前斜下虽看似没有蛇形迂曲，但是在右前斜位处可见更复杂的蛇形弯，这样的病例比想象的更加棘手。在回旋支，虽在右前斜位处未见蛇形弯，但在左前斜位处可见更大弯的情况也是有的。右冠状动脉和回旋支，利用三维解剖知识来理解各个病例是非常有必要的。能够区别使用好右前斜位和左前斜位，从多角度理解蛇形弯、分叉也至关重要。

1. 迂曲部位导丝的推送　在冠状动脉中的迂曲部分，导丝前端施加的力有时并不追随蛇形的血管，由于是向血管外侧推进，会增大夹层和穿孔的风险。特别是在通过弯道后方有轻微血栓的血管壁，导丝的前端会被堵塞并卡住，此时若强行插入很容易从这个位置开始形成夹层（图 3-18），这里作为导丝前进方法的留意点，这是最重要的一点。

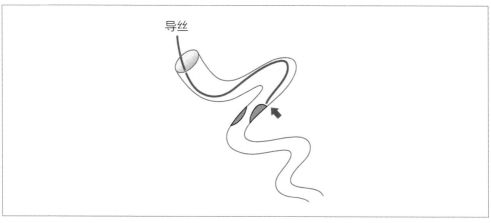

导丝

图 3-18　蛇形血管中的导丝移动

2. 弹簧圈导丝的推送方法　弹簧圈导丝会有上述风险，而在蛇形弯血管中使用亲水涂层导丝的话则容易通过。有关导丝的旋转方法，对扭控传递较弱的导丝来说，在前端被血栓卡住的情况下，为了推进使用大力旋转的话，可能旋转的瞬间会受到更强的张力，更易发生解离。因此，在透视图像下如遇到导丝前端被血栓固定无法移动的情况，尤其要注意上述风险。亲水涂层导丝对于迂曲病变和蛇形血管的通过虽然很容易，但是新手若是最初就用这个导丝的话会导致依赖性，无法提高自己的技术水平。换言之，为了安全顺利通过迂曲病变和蛇形血管，加强对弹簧圈导丝的练习会使以后的更加得心应手。

3. 微导管的使用　能够灵活使用微导管也很重要。导丝为了通过迂曲血管而在前端形成的形状，在向末梢前进的过程中会出现无法匹配所处血管环境的情况。因此，可以使用微导管先将导丝拔出，根据其血管情况再选择导丝及更改前端形状来让导丝通过。

在导丝的选择上，选择亲水涂层导丝的话，虽然更易通过，但是通过的瞬间很容易造成穿孔，所以选择微导管会比常规导丝更适合。

在迂曲病变中，特别是在分叉病变处，导丝通过比较困难。在分驻病变 Medina 分型的 1-1-1(指主支近侧、远侧和分支均有病变)或者 1-0-1(指主支近例和分支有病变)病变中，分叉角度在 90° 以下的分叉病变，需要一些技巧。方法之一是让在末梢反折的导丝通过高度分叉病变的方法（Reverse wire 法）。在这种情况下，应用预先准备的没有强烈 J 形弯而是 U 形弯的导丝从指引导管中抽出，一直通过末梢处，然后一边拉一边进分支的方法（图 3-19 ）。接下来，注意导丝的弯，塑形后再通过分叉。仔细观察血管造影，要时刻注意从主支侧的狭窄开始到分叉处的角度，这里可以特意使用单塑形而不用塑第二个弯，而且塑形应该不带弧度而是笔直的折角（图 3-20A ）。导丝不必做第二个弯的理由是，在 1-0-1 或 1-1-1 的病变情况下，即使想通过分叉病变处也会使第一个弯弧度变大，导丝头端无法正确指向分叉处的狭窄，从而导致推进力和跟踪性能变低（图 3-20B ② ）。

然后，沿着血管壁推进形成第二个弯。所以，从第二个弯开始到前端的长度一直伸展到可以够到分支的程度即可。此处的长度若是过短无法够到分支，导丝会滑脱至主支末梢（图 3-20B ①的右侧 ）。还有一点需要注意的是，将形成的第二个弯置于主支的近段分支病变不会伸展的位置，使第二个弯与狭窄的部分保持一致，导丝形成的弯不会伸展开，因此便不会挂在分支的远端。

对于迂曲的蛇形血管来说，也有用 U 形弯通过的方法。硬是让导丝以弯的形式推进，这样的话，就不容易卡到狭窄部分以外的病变，从而很容易通过。指引导管内偶尔会发生导丝发生 U 形改变的情况，不用担心，试着保持这样往里推送就行了。

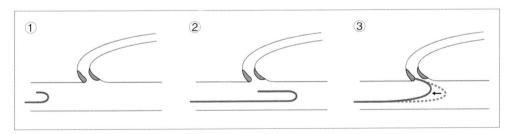

图 3-19　Reverse wire 法

三、高度迂曲病变的指引导丝操作技巧

1. 迂曲病变的特征　PCI 中迂曲病变会由其摩擦阻力而导致器械通过困难。因此，对于迂曲病变的 PCI，随着有强力支撑的指引导管，将导丝充分插入到目标血管末梢是很重要的。但是导丝的操作性不仅低，而且根据经验，向末梢插入也偶有困难。下面对这类迂曲病变的指引导丝操作进行简要概述。

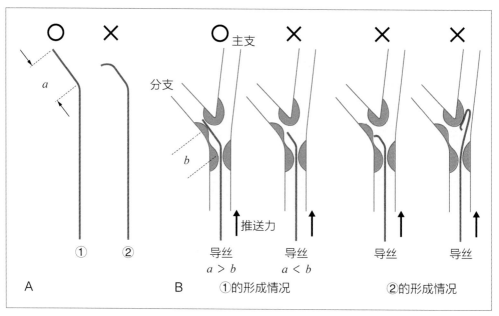

图 3-20　真性分叉病变相关的导丝形成
A. 导丝的形成方式；B. 由冠状动脉病变和导丝塑形方法决定的捕捉分支方法；①的形成情况，$a > b$ 捕捉最狭窄的部分通过分支。导丝通过后用微导管制作 O 形弯即可。$a < b$ 的话无法够到分支。②的形成情况，导丝远端形成 U 形弯，向分支的推送力和跟踪性能变低。$a < b$ 的话导丝会向主支滑去

2. 指引导丝操作的技巧　由于前面所述的摩擦力和导丝操作时的甩鞭现象会使迂曲病变导丝扭力变低。这种情况下，为了改善导丝操控性而使用扭控性能较好的导丝或者亲水涂层导丝都可以，但是亲水性涂层导丝由于导丝会引起血管损伤、穿孔等，需要注意。在笔者工作的地方，导丝操作困难时，推荐使用微导管。

微导管的最大优点是，之前提到的迂曲病变摩擦力可以减轻，同时可以改善导丝的操作性。使用微导管将导丝前进到可操作的范围内，尽量将微导管前进到距离导丝前端较近的位置，从此处开始再将导丝行进至远端将此操作重复，尽量将导丝通过到血管末梢为止（病例 1）。

微导管的另一个优点是导丝的种类和它前端的形状是可以改变的。首先，给导丝头端塑形以通过目标血管近端的迂曲、分叉及狭窄，导丝通过目标部位后追加微导管并通过后，再选择最合适的导丝和塑形来通过远位处的病变。在迂曲病变中导丝常会误入弯道附近的分支，会有主支选择困难的状况，但是在这样的情况下将导丝前端改成 U 形，则会选择到容易通过的主支。无论如何都无法选择主支的情况下，首先向分支插入导丝，然后再用双腔微导管来选择主支（病例 2）。

秘传技巧

　　即使使用微导管和扭控性能较好的导丝，受导丝扭力传递不良的影响，一般的操作方法在选择目标血管或病变时也会出现困难的情况。在这种情况下，让导丝以较高速度旋转来减轻摩擦并提高操控性是值得期待的。让导丝缓慢旋转将其前端朝着目的方向选择血管。与这种方法不同的是，让导丝头端轻轻抵住病变时旋转，导丝的前端可以朝着目标方向前进。在分叉部的病变，一次操作无法选择目标分叉时，将导丝拉回一点后再次重复同样操作可以选择目标分叉。

3. 病例

　　（1）病例 1：患者，60 岁，男性，为透析者。伴随高度钙化的左前降支高度狭窄病变所致的远段迂曲蛇形（图 3-21A）。首先用 bare wire 通过病变处，在病变钙化（图 3-21B）无法向远段部位前进。在此处应使用微导管（▷），就可能将导丝向远段推进（图 3-21C）。随之，微导管向远处推进（▷），就可能让导丝通过远段部位（图 3-21D）。在病变部位处施行高速旋磨（图 3-21E），最终将药物洗脱支架输送至病变处成功扩张（图 3-21F）。

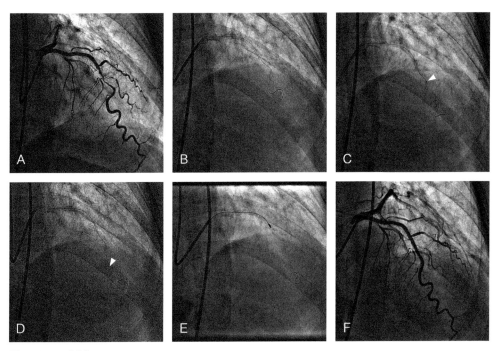

图 3-21　病例 1

（2）病例2：患者，77岁，女性，由于左前降支高度狭窄病变，冠状动脉造影上难以清晰观察分叉，且在对角支分叉处出现迂曲蛇形，可见分叉处后方有高度狭窄病变（图3-22A）。由于近端狭窄病变的阻力，导丝无法顺利操作，手术中出现缺血。虽然在近端病变用了球囊扩张，但是这对操作没有任何帮助，虽然导丝最终能通过远位病变，但是在造影下会发现完全闭塞（图3-22B），可以考虑为导丝误入假腔中，尝试用平行导丝法通过真腔，也无法奏效。此时，在对角支方向上插入双腔微导管，从微导管侧孔尝试进入主支，最终成功进入左前降支真腔（图3-22C），球囊扩张后将 DES 置入病变处，促使手术成功（图3-22D）。

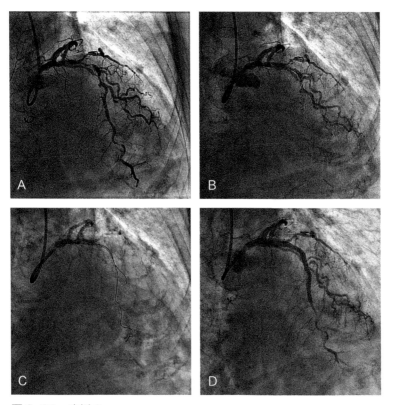

图 3-22　病例 2

四、Reverse wire 法

Reverse wire 法作为向极端角度分叉病变血管的引入导引导丝方法被报道于 2008 年，随后与双腔导管联合应用的想法被普及。

1. 导丝 双腔导管的选择。瞄准分支的指引导丝，注重润滑和复原能力的聚合材料导丝 [Fielder，Whisper（朝日 Intecc 公司），PT2(Boston Scientific 公司) 等] 深受喜爱。还有，在分支入口处发生高度狭窄等病变时像 XT-R（朝日 Intecc 公司）这样的锥形导丝经常被使用。双腔导管可以用 Crusade、Crusade K（Kaneka 公司）、Sasuke（朝日 Intecc 公司），它们各自的导管的外径及硬度也有很大差异。

2. 导丝的塑形 提到塑形，那么选择分支的第一个弯和主支内反折的第二个弯是必要的。第一个弯比分支的血管径略小且较缓的角度则较为良好。第二个弯的位置距离前端 2 ～ 3cm 为好，并带有 30º ～ 45º 夹角较缓的弯（图 3-23A）。第二个弯如完全弯折，并向 Y 型连接器里插入的话，虽然比较容易，但是导丝向主支方向脱垂后，微导管或者球囊插入的打折部分可能会阻碍推送，所以并不推荐。

3. 向 Y 型连接器的插入方法 将第二个弯与双腔导管的 OTW 腔出口(侧孔)对齐，而后送入 Y 型连接器（图 3-23A ～ C）。若不注意第二个弯的位置，在指引导管和冠状动脉内容易发生移位。为了避免第二个弯偏离 OTW 导管出口(侧孔)，在 OTW 入口处（把手）用扭控器来固定导丝会更好（图 3-23D）。

4. 导丝和双腔导管的实际操作

（1）将双腔导管和折叠导丝插入到分叉的远段处（图 3-24A）。

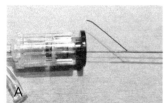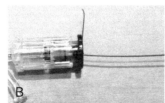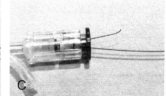
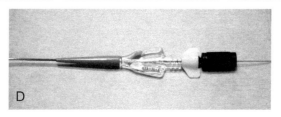

图 3-23 导丝塑形及向 Y 型连接器的插入方法

（2）只将双腔导管拉到分支处稍前的位置。导丝法则留在远段处（图 3-24B）。

（3）慢慢拉导丝的同时把导丝前端调整为朝向分支方向。若是过度旋转，会与主支的导丝交叉缠绕，此处应注意。第一个弯整体进入分支的话，导丝的移动则较为安全（图 3-24C）。

（4）若是慢慢拉导丝，反折部分会向主支近段处方向移动，从而使前端向侧支远段方向滑入（图 3-23D）。

（5）伸展反折部分或者反折部分进入到分支的话，导丝便可以常规操作（推进）（图 3-24E）。

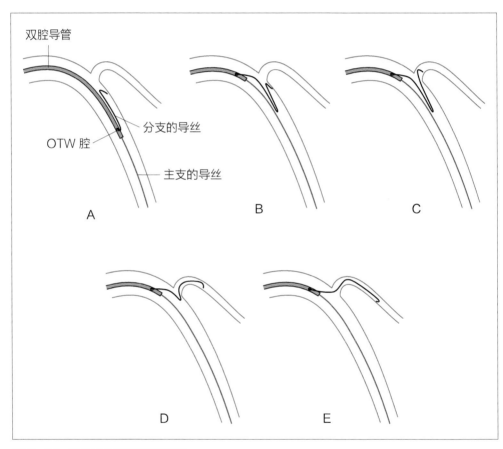

图 3-24　导丝和双腔导管的操作

秘传技巧

　　原则上应将双腔导管拉到分叉前方再回撤导丝，但是同时回撤双腔导管和反折导丝的话也有可能进入分支。担心主支血管径略大的病例及与主支导丝会有缠绕的情况下，可用本方法（图 3-25）。

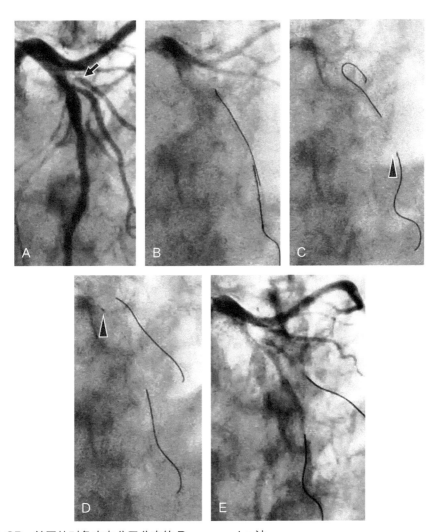

图 3-25　关于从对角支向分叉分支的 Reverse wire 法
A．可见伴有从对角支开始到入口处狭窄的分支（➡）。分叉的近位侧有较大的 LAD 主干。B．在对角支主支插入导丝，将 Crusade 和 Fielder 推进到分叉远段。C．一起慢慢回撤 Crusade 和 Fielder 的话，导丝前端会钩到分支并进入。▶是 OTW 导管出口部分。D．由于 Crusade 和 Fielder 拔出，第二个弯向前伸展进入分支。▶是 OTW 导管的出口部分。E．对角支的分支里插入 Fielder

第三节 开口病变

一、导丝的选择

以中级水平医师作为对象，讲解开口处的病变：①右冠状动脉（RCA）口部病变。②左前降支及左回旋支开口部病变。约在手术后第 5 年，医师会逐渐离开指导老师的视线独立完成 PCI。也就是说能否独立完成 PCI 是决定自己能否独当一面的第一步。作为中级水平的话，有两个自己负责的点：①医疗安全的责任（规避出现并发症风险的手术策略及出现并发症时的应对能力）；②医疗经济的责任（能通过保险审查的详细病案记录文书）。最近在笔者工作的地方，医保支付金额有以下案例。回旋支 75% 狭窄的病例中，使用导引导丝 SION BLUE（朝日 intecc 公司）时，费用单上因为复杂、高度狭窄部位用途大于一般导丝用途，所以有部分费用返还。导丝有很多种分类，但是此处病例上的分类（用于复杂、高度狭窄部位的一般用途）是作为中级者应熟知的内容，请参照表 3-4。

在医疗安全的责任上，医师要时刻牢记应降低并发症发生的风险。例如，中级者开始使用的塑料（聚合）系列导丝，特别是对带有迂曲的回旋支开口处病变有效果，但是在血管末梢尾部有穿孔的风险。因此，无论是最优选导丝还是一般工作导丝，导丝前端塑形 [2 段弯（JR 弯）]，以及与微导管的配合使用是通过病变的基本方案。

1. RAC 开口处　让导管撤出冠状动脉口的方案。

首先从医疗安全层面运用逆向思维来选择导丝。也就是说，推进导丝，预扩张，留置支架，拔出器械确认造影，避免到最后一步时才发觉不对劲（图 3-26A）。当拔出球囊时，指引导管因为反作用力而深插，发生冠状动脉夹层血肿，结果导致真腔的狭窄闭塞。在 PCI 开展初期想必不少医师跟随指导老师学到的手法是在决定支架的位置及拔出设备时应持续对导丝加以推送的力，为防止导管因为反作用而深插，需要将导管略撤出冠状动脉口。但是，目前这种操作在安全层面上是否妥当还是存在一些疑问的。笔者工作的地方，为了尽力避免导丝末梢穿孔，前端

表 3-4 经皮冠状动脉形成术所用导管的指引导丝一览表

分 类	公司名	商品名
工作用	ABBOTT 公司	TRAVERS
		WIGGLE
	DELMO 公司	Runthrough NS Extension
		Runthrough NS Ultra Floppy
	朝日 Intecc 公司	Extension
		Rinato
		Route
复杂、高度狭窄部位用	ABBOTT 社	PROGRESS 80
		Porturn
	朝日 Intecc 公司	Conquest Pro
		Conquest Pro 12
		Conquest Pro 8 ～ 20
		Fieder
		Fieder FC
		Fieder FC 300cm
		Gaia 1st
		Gaia 2nd
		Gaia 3rd
		Grand Slam
		Grand Slam 300cm
		Miracle Neo 3
		Miracle 6
		Miracle 12
		RG3
		SION
		SION Black Pre-Shape
		SION blue
		SUOH
		SUOH03
		ULTIMATE bros 3
		XT-R
		X-treme XT-A
	日本 Lifeline 公司	ATHLETE JOKER
		ATHLETE Passista
		ATHLETE WIZARDS 3

为硅胶涂层的 SION blue 是初级到中级水平医师的首选导丝，即使这样也无法说穿孔的风险为零（图3-26B，SION blue 导致的末梢穿孔）。而顺滑性能比较差的导丝，如使用 Light Soft（朝日 Intecc 都已停产）让导管撤出冠状动脉口的话，对于今后从事 PCI 术者来讲并非现实的想法。根据以上，推荐大家选择工作导丝并可以联合运用微导管。

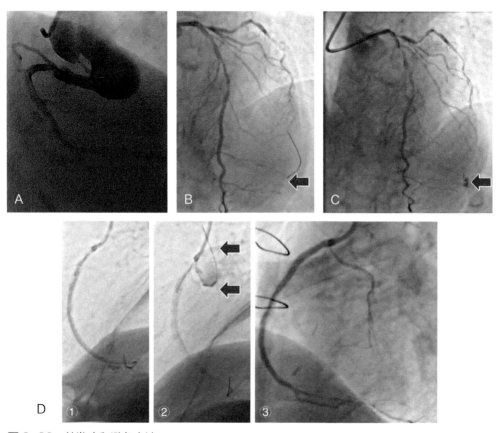

图 3-26　并发症和避免方法

A. 可见由于导管所致的 RCA 开口处的夹层，向大动脉方向的逆行性夹层。B. 由于 SION blue 所致对角支末梢的穿孔，接着迟发性心脏压塞。C：在开口处使用微导管，①在开口处决定支架位置很困难；②撤出导管后决定位置；③最终造影

秘传技巧

　　使用多根导丝的情况下，一根导丝从导管开始贴着冠状瓣或者大动脉壁可以撤出导管，2 根以上的导丝会被保险审查视作多余。通过微导管让导丝通过病变并送至 RCA 末梢后，该微导管就能对主动脉（AO）起到保护作用，从而安全并且经济地让导管从入口处撤出的手法是可能的（图 3-26C）。桥血管的 PCI 和肾动脉形成术也很类似，可以回避入口处导管带来的损伤。

2. 左冠状动脉

（1）回旋支 1：塑料系的导丝选择。

　　首先，此种病变的导丝选择，应从前端形状来判断。作为中级医师应把 2 段弯（JR 弯）和微导管的联合运用操作作为基本功。比起更为精巧的 2 段弯制作，则必须把握导丝前端的特性（图 3-27A）。前端焊接的部分越短，第一个弯可以越小，若比较 Rinato 和 Route 的话，只能选 Route。其次，首选导丝无法通过的情况下，第二选择的塑料外套导丝也可用，原则上锥形且前端负荷越高，导丝的通过性越好，但穿孔的风险也越高，所以中级者只有 Fielder 这一选择。使用本导丝也可以熟练掌握末梢血管治疗的塑料系导丝（Cruise）的操作方法。另外，这种选择也包含了导丝穿孔风险，各种止血法、心脏压塞的处理等必要的模拟练习。导丝通过后，为避免发生穿孔需要插入微导管，不要怕麻烦，此时要将导丝交换为普通工作导丝。

　　微导管的选择，自己应熟练掌握 2～3 种手法。不但应该知道它的规格，也应熟知保险返还分类。大致分为造影用和通常用两种（表 3-5）。一台手术中，需要使用 2 根微导管时，同一类别的话会被视作多余，因此各个类别的导丝可选1 根。

　　（2）左前降支：血栓性病变内实施对吻球囊技术（kissing balloon technique，KBT）的导丝选择。

　　考虑到在今后冠状动脉斑块定向旋切（DCA）支架、药物涂层球囊（DCB）等的选择，左前降支开口病变被认为是一种适合中高级水平者处理的病变。所以，并非是择期 PCI，而是发生 ACS 的左前降支是中级者所熟识的病变。这里假设有血栓性病变，所以在左前降支的导丝选择上推荐应该在左前降支、和回旋支各用一根工作导丝。选择 2 根导丝的时候，利用颜色的不同或者选择比较容易识别其

表 3-5   返还分类的微导管制品一览表

返还分类		制造商	商品名
血管造影用微导管 (over-the-wire)	超选型 （金属编织）	Kaneka 公司	MIZUKI
		Goodman 公司	Mogul 血管造影用微导管
		Medikit 公司	NEO Cerisire SS
		朝日 Intecc 公司	ASAHI Caravel MC
	造影强化型	Terumo 公司	Sniper 2 HighFlow Type 2.7F/130 cm
心脏手术用导管	冠状动脉狭窄部穿透用导管	Kaneka 公司	Crusade K
		Gadelius Medical	Lumine 输注部分长度 : 60mm
		Terumo 公司	Navicath（带 marker）
			FINE CROSS GT
		朝日 Intecc 公司	Trunus Pro
			Sasuke
			Corsair Pro
		日本 Lifeline 公司	GuideLiner V3

秘传技巧

为了保护分支，在插入导丝的时候，稍微花一点工夫使用双腔导管 [Crusade、Sasuke]。分叉处的支架置入困难时，其原因有可能是冠状动脉的解剖、导管支撑力不足、导丝缠绕等。使用双腔导管就能排除导丝缠绕这个因素，从其他因素来解决问题，若是无法明确主要原因，就生硬地插入支架会发生意料外的合并症（图 3-27B）。中级水平医师应熟悉双腔导管的使用。

区别的导丝。将识别条码贴在导管室内可以防止导丝出错。

二、开口处导丝的操作方法（旋转前进）

开口处病变是指冠状动脉起始处约 3mm 内的病变。这一部位存在病变时，导管搭冠后无法保持同轴的情况较多。而且，即使开口处没有病变，由于冠状动脉起始异常或者开口处夹层的形成等导致导管无法搭冠。在这种情况下，尝试再多的各种形状的导管常都是徒劳，所以推荐以下几种方法。

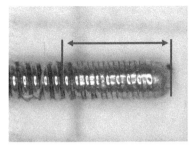
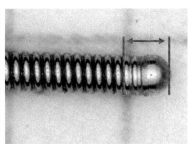

A

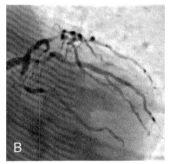
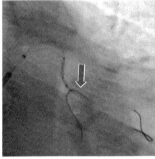
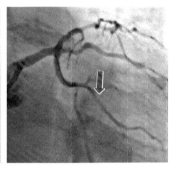

B

图 3-27　导丝前端构造和双腔导管未使用时的并发症
A．前端焊点的长度：Rinato 0.93mm，Route 0.35mm；B．分支保护导丝缠在一起的部分向主支
远位处脱垂，此处有斑块，所以产生撕裂

1. 导管搭冠困难的情况　导管无法搭冠，在尽量保持同轴状态下尝试通过导
丝。有时有必要刻意选择无法完全搭冠的导管让冠状动脉入口处损伤风险降到最
小，或者选择就算没有完全搭冠却能在一定程度上保持同轴性的导管也是很重要
的，同形状的短头型号导管有时会有效。开口处病变的 PCI 时，虽然会选择带有
侧孔的导管，但容易造成造影性不良。

图 3-28 为右冠状动脉入口处支架再狭窄病变。用的是 4F AL1 的诊断导管，
头端受病变楔顿（Wedge）造成压力下降（图 3-28A），让 AL 1.0ST（6F）撤回到
主动脉窦的同时，尝试将第二个弯塑得比普通导丝（SION black）更长。首先将
导丝从上方径直向下的方式尝试通过，但是在开口处遇到阻力（图 3-28B ①），接
着将导管顶着对侧窦底，同理，若是不能同轴也会被顶开（图 3-28B ②）。在这
里，用左手从前方将导管顺时针慢慢旋转，右手多次尝试穿透（图 3-28B ③），当
导管同轴时便可成功穿透（图 3-28B ④）。运用高速旋转磨头 1.75mm（图 3-28C），
Flextome 非顺应性球囊（3.0mm×10mm）扩张（图 3-28D）。冠状动脉窦内导丝
呈环状进入后，尽量盖住入口处的留置支架（Synergy4.0mm×12mm）（图 3-28E）。
实施后扩张 (NC Euphora4.5mm×8mm) 便可结束操作（图 3-28G）。

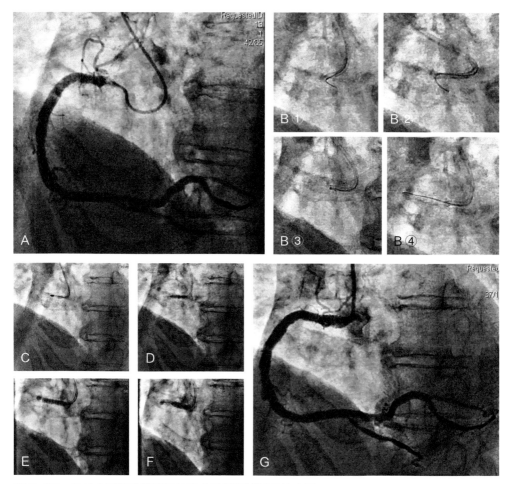

图 3-28　有关右冠状动脉开口处病变导丝通过困难的病例

　　2. 指引导管操作困难的情况　在因导管操作困难导致无法搭冠的情况下，请改为直径更细的导管，或者说向 5in6 技术那样使用子导管。这样的方法可提高导管的操作性，也可控制导管前端的角度。导丝等快速交换延长导管的使用则更为有效。动脉蛇形时，6F 的导管无法顺利搭冠时，换成 5Fr 的导管可能可以搭冠，使导丝更容易通过。

　　3. 开口处病变的附近有分支分叉的情况　开口处附近有分支的情况，向那里通过导丝可使导管稳定，容易通过病变（图 3-29A）。图 3-29B ①②为左主干开口处的急性冠脉综合征病例。6F 的导管（BUL3.5）在病变处无法搭冠时，于导管撤出冠状动脉口状态下在高位侧壁支通过导丝（SION blue）后，可向左前降支通过导丝（Runthrough Extra Floppy）（图 3-29B ③）。在病变处留置支架（XIENCE

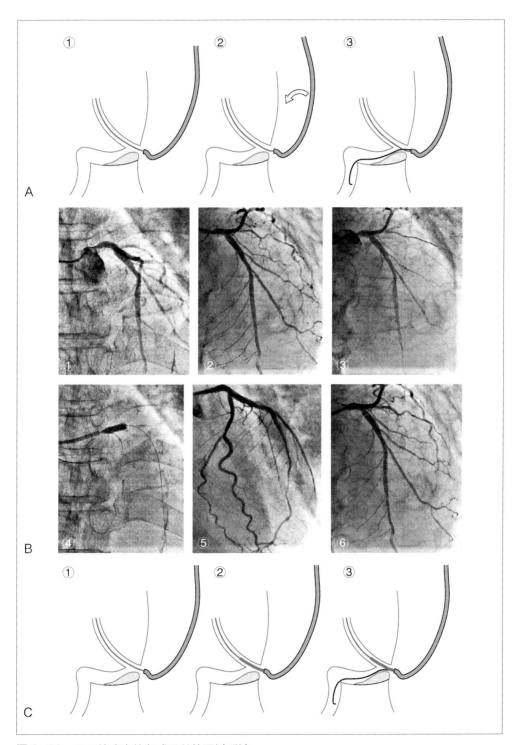

图 3-29　开口处病变的各式导丝的通过手法

秘传技巧

　　特别是紧急的左主干开口病变病例，很多时候伴随着血流动力学不稳定，导丝操控时的首要任务就是冷静。本方法适用于开口处留置于支架内或者导管造成开口处夹层时操控导丝进入真腔的情况。

alpine 4.0mm×18mm)（图3-29B④）用5.0mm球囊后扩张便可结束（图3-29B⑤⑥）。在分支导丝上用双腔导管的操作有可能会改变导丝前端的方向和夹角（图3-29C）。

第四节　弥漫性病变

一、导丝的选择

　　对于弥漫性病变 PCI 的奥妙之处是以从导丝的选择开始的。一般的一线导丝有 Runthrough NS（泰尔茂公司）、ELITE Ⅱ（Abbott 公司）、SION 系列（朝日Intecc 公司）可以选择，笔者经常选择 SION 系列。理由很简单，因为它的操控性、扭矩反应性最好，一般朝日 Intecc 公司的导丝使用了由近端到远端的一体型不锈钢芯丝（一体型芯丝）技术，因此成功提高了操控性。并且 SION 系列使用朝日Intecc 公司内藏 ACTONE 技术，即复合芯体 = 双线圈构造（图 3-30）之后，改善了扭矩反应性并且解决了以前不锈钢导丝的最大问题。

　　笔者把 SION 系列作为首选的两点理由介绍如下。

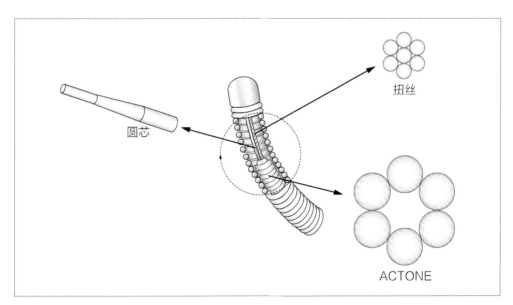

图 3-30　复合芯体构成要素

1. 不引起甩鞭的平滑旋转操作　对于弥漫性病变，操作过程中最大的敌人就是甩鞭现象。我们总是因为这种现象感到困扰。于是现在使用的 SION 系统将芯丝前端由扁平变为圆形（图 3-31）成功解决了甩鞭现象。这个创新使术者能够按照自己预想做旋转等操作。

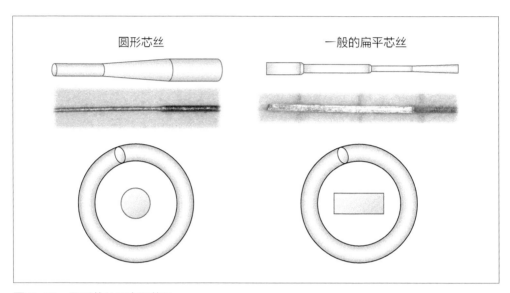

图 3-31　圆形芯丝和扁平芯丝

2. 前端耐久性和形状保持力的强化　对于弥漫性病变 PCI，过长的时间会使导丝前端破损，导致手术中断、变更等，造成无意义的事情。SION 导丝有"芯丝易留下折痕"的问题，而这个问题被之前所阐述的复合芯技术解决了。前端的耐久性和镍钛合金相比有过之而无不及，因此形状保持力也有了大幅提升（图 3-32）。

对于弥漫性病变选择 PCI 导丝时，不仅需要掌握产品前端负荷的信息，还要知道导丝的构造、开发目的等产品自身信息。切记，要选择最符合病变背景特点的导丝。

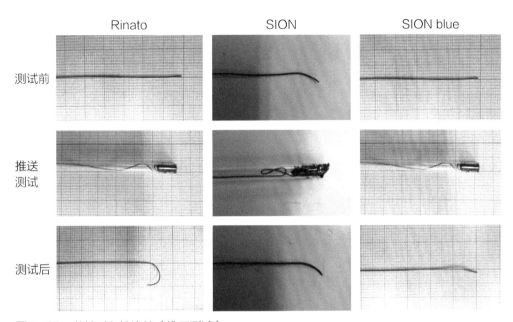

图 3-32 前端耐久性比较（推压测试）

秘传技巧

SION 系列导丝使用方法区别

（1）SION blue：对于弥漫性病变，其在 PCI 中使用的情况最多。前端负荷 0.5g 非常容易使用，并且前端 15mm，有硅涂层安全性更高。同时它还具备设备运送的支撑性，被认为是平均分最高的导丝。

（2）SION：对于弥漫性病变中高度迂曲的病变，应选择末梢的通过性较好的 SION。与 SION blue 不同的是 SION 有全面亲水性涂层，即使遇到血管蛇形角度的险峻病变，也可在末梢病变处进行操作。

（3）SION black：弥漫性病变中钙化较强且高度狭窄时，此导丝的特性可以得到发挥。因为 SION black 是 SION 系列中唯一一个用聚合物涂层的。由于聚合物本身容易聚集扭力，操作会略有不便。但非常光滑，是高难度钙化病变的首选。

二、弥漫性病变导丝的操作方法（旋转前进）

弥漫性病变有时候会伴随迁曲蛇形的血管走行，或者根据是否钙化和分支角度等问题导致导引导丝的操控性明显下降。术者在选择导丝时，对各种导丝的特性、支撑性、扭矩传递性、前端负荷、涂层种类等信息的理解十分重要。同时，为了在有限的经验内做出判断，应先决定好几种具有代表性的导丝，与其去尝试各种各样的导丝，不如对数种导丝的特性做到了如指掌。在应对复杂困难的病例时，对所用的导丝具备哪些特性会带来哪些影响等充分理解，有助于判断下一款该选什么样的导丝，并且对新使用导丝的性能理解也会有所帮助。

图 3-33 是一名 70 岁患者的造影图片，该患者是缺血性心肌病导致的缺血性心功能不全，住院行心功能不全治疗后 CT 检查发现右冠状动脉重度狭窄，实施冠状动脉支架置入术（图 3-33）。右侧桡动脉入路 6F JL-3.5，将导丝反折搭入右冠状动脉。

笔者在遇到复杂病变时，会将涂层系列导丝作为第一选择。理由是它对迂曲及钙化等病变的阻力少，导丝可以顺利移动，这也是所有的 PCI 导丝选择的基本原则。本病例高度狭窄的弥漫性病变分支较多，为避免导丝操作性不良，在锥形导丝并且涂层良好，前端负荷也不重的导丝中，选择 ATHLETE WIZARD78。另外，与微导管并用可提高导丝的操控性，所以使用 Caravel。

将 Caravel 插入到病变的前方，旋转导丝，并不需要用力推送，如此慢慢地进入病变内，顺势插入末梢的分支（图 3-34）。

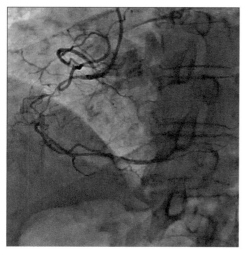

图 3-33　右冠状动脉造影
可见弥漫性重度狭窄，蛇形扭曲较轻但有钙化

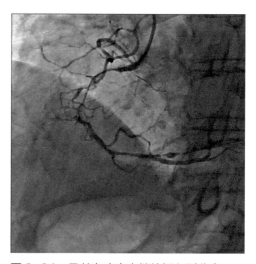

图 3-34　导丝在病变末梢处插入到分支

秘传技巧

　　这里的重点是，旋转导丝时要能察觉没有阻力，利用旋转降低病变的阻力，并防止误入到细小的分支中。同时，根据旋转方向决定目标方向，随时留意前端的动向，并确认导丝前端有没有拱起。如果导丝拱起就说明推送力度过大，这样的话导丝前端会受损并损伤到血管，误入到假腔中，所以应重点预防此种情况发生。

　　慢慢拉回进入到分支的导丝，向主支反向旋转一直插入到末梢处（图 3-35）。由于通过性很好的 Caravel 无法通过病变处，使用小球囊利用斑块破裂手法扩张到末梢。

秘传技巧

　　所谓的斑块破裂手法，是指当小球囊无法到达末梢时，就算有很少的部分进入到病变处，在那个地方实行高压扩张，扩张过程中确保导引导管提供足够的支撑力，再行球囊撤压，同时推送球囊导管慢慢让它到达末梢的一种手法。

　　用小球囊预扩张后，留置药物洗脱支架 2.75 ～ 38mm 和 3.0 ～ 28mm，由于钙化导致部分病变扩张不充分，所以实施了高压球囊后扩张（图 3-36）。

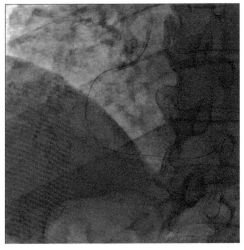

图 3-35　导丝前进至末梢处

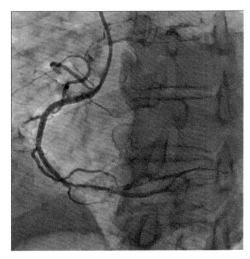

图 3-36　最终造影结果

　　每个公司都有很多类型的导丝，正如之前所说，这些导丝若我们全部使用一遍是有困难的，要完全理解它们所有特性并熟练使用更是难上加难。正如笔者开始所言，事先选择几种有代表性的导丝，并以它们为基础在日常工作中开始熟练使用，是种非常不错的方法。

第五节 血栓性病变

一、导丝的选择

患者血管病变存在血栓的情况下，单纯导丝通过球囊扩张置入支架后，血栓受到挤压进入血管末梢，血栓的一部分剥离后将形成末梢栓塞，会发生慢血流或无复流的情况。特别是急性冠脉综合征、亚急性心肌梗死及移植血管静脉退化等情况，术者应时刻将末梢栓塞的可能性记在心中，作为鉴别诊断之一。在没有充分准备下进行的 PCI 会引起并发症，影响长期预后。对于血栓性病变，应尽可能地避免血栓引起的血管压力增加，要慎重地进行手术。除了患者的病史，应根据病变情况、造影剂进入病变的途径，以及病变的起因等来鉴别血栓的形状，选择最合适的导丝。

秘传技巧

（1）前段的塑形不能过于弯曲。
（2）导丝的操作幅度应尽可能小。
（3）应用指尖感受血栓来进行操作。
（4）有效利用微导管。

操作中最重要的是要向着导丝阻力最少的方向前进，一边寻找阻力较少的方向，一边慎重地推进导丝。即使病变很短，在有阻力的情况下也不应该勉强插入导丝。

无器质性病变发生血栓的情况下，导丝回收时应注意避免不必要地挤压末梢的血栓。

1. 前段的塑形不能过于弯曲（图3-37） 对于治疗通常的狭窄病变时，使用前段有大角度弯的弹簧圈系列导丝的话，接触面增大会挤压血栓并和血栓的互相摩擦增多，所以发生末梢栓塞的可能性也相应增高。因此，导丝前段的塑形应最小限度地弯曲。

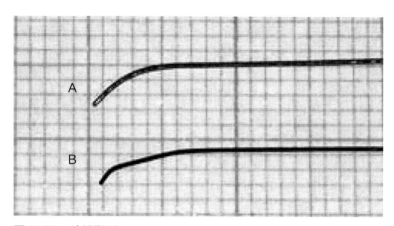

图 3-37　头端塑形
　　A. 单弯塑形的弹簧圈系列导丝；B. 双弯塑形的聚合物系列导丝

　　2. 导丝的操作幅度应尽可能小　在血栓内导丝不必要的旋转应尽可能少，不必要的旋转使得血栓破碎，导致末梢栓塞的概率增加。为了尽可能地减少摩擦，导丝应尽量选用直到前段的经亲水性涂层加工后的 SION black 和 Runthrouth NS Hyper Coat，或者是聚合物涂层加工后的 Fielder FC 和 SION black。在伴随钙化的重度狭窄的情况下，应考虑使用前段经锥形聚合物涂层加工后的 XT-R 和 XT-A。另外，如果破裂的斑块、内膜和血栓仍保留在病变边界上的话，应尽量避免使用坚硬的导丝。

　　根据血栓的硬度，从 1g 以下的软导丝开始使用，并注意不要误入内膜下（sub-intimal space）。最好是使用比血栓稍硬一些，只能通过血栓而无法侵入外弹力膜以外的导丝。

　　3. 应用指尖感受血栓来进行操作　通过血栓使得导丝进入血管内，由于头端较硬，通过性较高的导丝触感迟钝，加之血栓和血管壁的触感相同，使得血管壁穿孔的可能性更高。保持用指尖感受血栓是极为重要的，通过影像透视下观察导丝移动的情况，注意血栓病变内导丝的前进路径是否与自己预想的一致。

　　4. 有效利用微导管（图 3-38）　在血栓性病变内进行导丝操作时，应尽量减少普通导丝的单独操作，头端硬度较小的导丝或者微导管的合并使用能够减少血管损伤的风险。减少血栓和导丝之间的摩擦阻力是非常重要的。当导丝行进于迂曲血管需要塑第二个弯时，微导管不仅可以方便导丝的出入，更重要的是可以

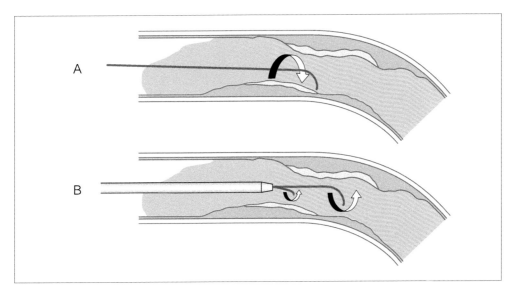

图 3-38　微导管的使用

A．弯较大的弹簧圈系列丝在血栓中多次旋转，血栓破碎的量变多；B．前段的塑形变小后，旋转被抑制了，合并使用微导管后破碎血栓减少了

调节导丝与血栓的接触面。另外，一旦发生意想不到的情况，可以通过微导管迅速进行处理。导丝通过病变部位后，也不要忘记迅速更换更软的弹簧圈系列导丝。

二、血栓性病变（急性心肌梗死）的导丝操作方法（旋转和推送的方法）

血栓性病变存在时，通常我们的第一选择是柔软的导丝（头端硬度 1.5g 以下）。所有病变的导丝操控都是如此，根据术者的意图确认导丝的方向并能在手术中顺利推进导丝是非常重要的。无法实现手术顺利的原因是从病变近端部位到病变部位存在钙化或者迂曲等情况，在使用微导管的前提下提高扭矩控制是非常必要的。另外，在确认导丝的方向性上，与 CTO 导丝操作相同的是，不仅要从二维上，也应从三维角度考虑导丝的控制。通常不能只从一个角度，应当变换从 90°的视角确认导丝前段的方向。

急性心肌梗死分为完全闭塞及血液恢复的高度狭窄病变。由于两者的指引导丝推进方法不同，此处分开讲述。

1. 重度狭窄病变的情况　重度狭窄病变的血管走行是可见的，所以沿着血管的走行送入导丝即可。但是，心绞痛的病变情况是不同的，狭窄病变周围可能有柔软的血栓，并含有丰富的脂质和斑块等情况。在这种状况下，是非常容易在血栓和斑块中迷失方向的。在斑块中迷路时，重度狭窄有发展为完全堵塞的危险性，导丝的方向应注意，应慎重地沿血管的走行推送并旋转导丝的头端。特别是在病变入口造成造影剂排空延迟的重度狭窄时，应考虑使用锥形导丝。关于微导管的使用，应根据病变及病变累及的血管的复杂性来决定。

秘传技巧

导丝的插入

　　导丝插入时在狭窄病变的前方停止，助手推注造影剂确认方向并慎重地推进导丝。在导丝头端难以调整方向的情况下，让助手打造影剂，有时导丝头端会朝向血流的方向。（图 3-39）

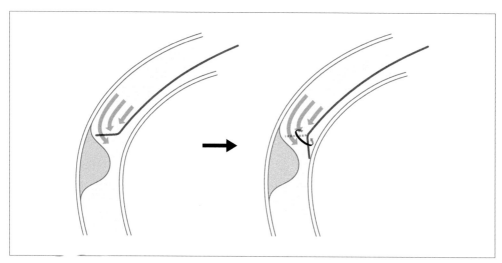

图 3-39　导丝通过病变

　　2. 完全闭塞病变的情况　对于完全闭塞病变，导丝进入时无法看见血管，应根据血管本来的走行进行，在方便观察的投照体位下移动导丝。例如，RCA 近中段使用 LAO 体位，RCA 远端使用 CRA 体位，LAD 近段使用 CAU 体位，LAD 中远段使用 CRA 体位等。投照体位应当根据导丝通过的情况及时变换。另外，血管分叉处的视野非常重要，比如 LAD 中段闭塞的话，从 AP+CRA 体位确认导丝是从主支或者对角支进入更方便。有关微导管的使用，对于急性心肌梗死的血栓性病变是不必要的。但是，在导丝无法进入的情况下，如末梢病变或者病变近端部位到病变部位有钙化或迂曲存在时，由于导丝的支撑性和扭控性不足，应尽早考虑使用微导管。

导丝在新鲜血栓内前进基本感觉不到阻力，相反，如果导丝渐渐感受到阻力，应后退导丝并改变进入的方向，寻找柔软的地方前进。如果导丝通过闭塞部位的时间太长的话，最好利用造影确认导丝的走行。术者应抑制自己希望尽快恢复血流灌注的心情，在导丝通过病变部位时要特别谨慎。在血管分支存在的情况下，根据不同的情况使用对侧造影以保证安全。

无论是重度狭窄还是完全闭塞，如果软导丝无法通过，可改用中等硬度（头

秘传技巧

考虑需要更换导丝的时机

哪怕导丝头端已进入病变，但只要导丝在旋转前进过程中病变与微导管之间这一段拱起，就是时候更换导丝了（图 3-40）。这种状况可能是由于重度狭窄而使导丝扭矩起不到作用，向前推送会压弯导丝。此时建议更换为支撑力、推送力兼备的中等硬度导丝，头端负荷较小的 Gaia1 或 Gaia2 也可以考虑。

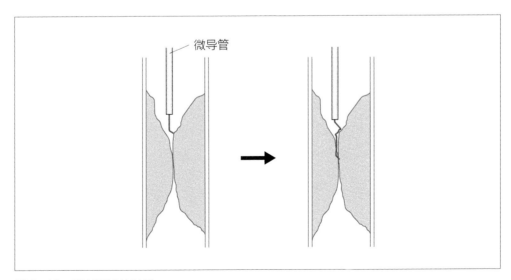

图 3-40　导丝更换的时机

端重 3g）的导丝。如果是急性心肌梗死的血栓性病变，应当使用上述的导丝进行操作。但是如果这样导丝也无法通过，则有必要重新考虑闭塞的部位情况。例如，是否存在严重钙化病变、是否存在高度迂曲的病变，或是否存在动脉瘤引起的血栓闭塞病变。重新考虑此病变并非所谓的常见的急性心肌梗死的可能性，并在此基础上重新制订诊疗方案。因此，轻易更换硬导丝应慎重。

三、滤过装置的操作方法

一般对远端保护的装置分为气囊闭塞型装置和滤过装置。气囊闭塞型的代表 Guardwire 通过完全阻断血流，通过吸引导管可以回收所有的坏死组织，气囊闭塞型装置应用时缺血不能耐受的情况较为多见。适用于冠状动脉的滤过装置有 Filtrap 和 Parachute。下面我们将具体说明 Parachute 的特征和有效性。

1. **Parachute 的基本构造（图 3-41）** Parachute 是直径为 0.014in，长度为 300cm 的镍钛合金导丝，远端是由 72 根 0.001 2in 的细导丝编制而成的自行扩张型的筐。合金筐孔的大小在中心部和周围部是不同的，中心部的孔理论上非常小，从 0μm 递增到周围部的最大 250μm。合金筐具有可以在导管中前后滑动的结构，置入血管后，通过导丝适度地前后移动，能够简单使其固定在手术需要的位置上。滤过装置的大小和冠状动脉用的装置，其直径都为 5mm，末梢血管用的直径为 6.5mm，也有的为 8mm。

2. **Parachute 的操作方法（图 3-42）** 本装置不能单独使用，必须与导入装置和回收导管配套使用。首先，导丝通过病变后，通过微导管交换 Parachute，内腔较小的微导管是不可以的，高流量型的头端内径大于 0.027in（0.68mm）、外径大于 2.7F 0.028in（0.90mm）的微导管是最适合的选择。具体来说，Promesser（Good Care 公司）和 Michibiki（Hanacomedical 公司）这两种微导管是最适合的。笔者的单位目前所使用的就是 Promesser，Parachute 推送时阻力很小，回收时也非常方便。

金属筐的两端标记后留置 Parachute，之后进行常规操作。

Parachute 回收时，微导管送至金属筐两端标记的中间位置，使得金属筐的一半处于被折叠状态，同时撤除 Parachute 和微导管即可。需要注意的是，一旦金属筐没有处于被折叠状态而被回收，金属筐就可能留在支架上，这点必须非常小心。

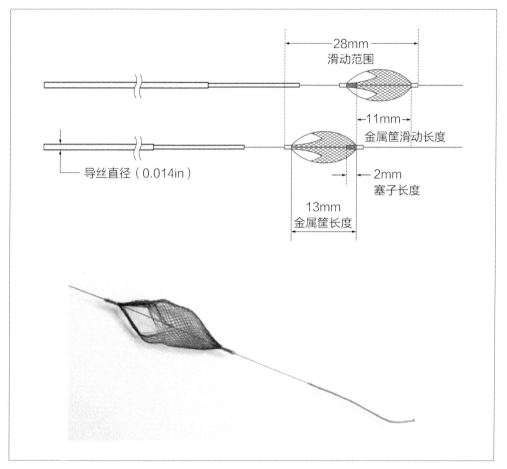

图 3-41　Parachute 的基本构造

秘传技巧

（1）插入时：由于将 Parachute 插入微导管时的阻力最大，此时，可将穿刺针插入针座，沿着针座插入 Parachute 就相对容易了。另外，由于导丝是镍合金制成的，即使用力插入，弯折的可能性也很低，在有阻力的情况下也可以尝试继续进入。

（2）Parachute 置入后：Parachute 导管的前端部位抽出时会有阻力，在这种情况下可稍微用力推进 Parachute 并将整个导管全体拔除。与其将微导管向病变的远端推进，不如将导管向外抽出一些，这样导管再次进入血管将会更容易一些。

（3）Parachute 回收时：前面讲过关于 2 处标记后以中间部位为基准插入导管并回收，Parachute 的导丝部分和微导管仍保持一体，两者的位置关系极为重要。两者的关

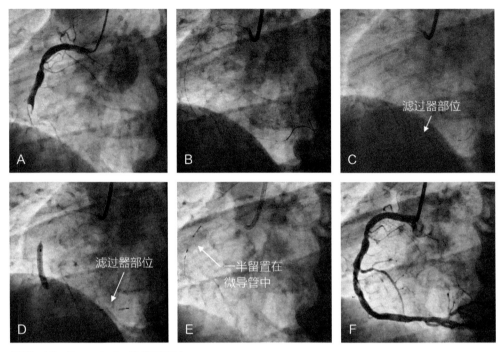

图 3-42　Parachute 的使用方法

A. 下壁心肌梗死时右冠状动脉闭塞；B. 普通导丝进入病变部位；C. 微导管进入病变部位远端，Parachute 导管的前端部位推进，之后微导管退出并将 Parachute 前进至可留置位置；D. 常规方法置入支架（滤过器的位置位于分支的前方）；E. 微导管和 Parachute 的位置关系不变；F. 最终造影

系取决于 Parachute 如何从导管中抽出，并影响到回收时导丝末梢留在支架上的可能性。另外，如果将两者保持在一起振动和牵拉，则可减少被支架钢梁卡住的可能性。

（4）Parachute 回收后：Parachute 的残留物有可能遗留在导管中，所以通过 Y 型连接器观察是否有大量的血液逆流是非常重要的。

（5）Parachute 导致的冠状动脉挛缩相关：虽然无复流或出现其他问题，但 Parachute 有时会在留置部位导致冠状动脉挛缩，通常情况下，如果滤过器被拔去后情况会自然改善。

第六节　经桡动脉冠状动脉介入治疗

一、经桡动脉冠状动脉成形术中的导丝操作方法

PCI 的第一选择是经桡动脉实施手术。欧洲心脏病学会 2015 年的指南指出，对于急性冠脉综合征（ACS），经桡动脉冠状动脉成形术（TRI）被列为 Class 1/level A 的推荐，ACS 应行 TRI。PCI 时行股动脉穿刺的情况目前已经很少使用，经桡动脉穿刺能够降低 PCI 的死亡率。也许对于那些已经决定不行手术的患者来说是不必要的，但是对于 ACS 患者治疗通常使用 PCI 的施术者来说，需要知道 PCI 的第一选择是 TRI。

截至 2017 年，日本的 TRI 实施率只有约 65%。日本的 TRI 第一例患者就是笔者 1994 年实施的，是实施很早的 TRI 病例，而 20 世纪后半期间我们已经进行了诸多这样的病例。然而英国从 21 世纪才开始施行 TRI 术，现在却已经超过 80% 的实施率，日本已经完全被超越了。病例数更多的中国已经达到了 90% 的 TRI 实施率。即使是最晚开始实施 TRI 的美国，也有是否开始实施 TRI 的问题，美国也开始尝试各种新的方法，目前已经上升到了约 40%。这样一来，日本很有可能在将来成为世界上最落后的国家，笔者对于这点非常有危机感。

1. 经桡动脉和经股动脉的比较　经桡动脉手术已被证明出血并发症少，因此降低了 PCI 的死亡率，那么其他方面的比较如何呢？如表 3-6 所示，桡动脉血管管径小，最大可以使用 6F 尺寸的鞘管，而股动脉管径足够大，大的鞘管完全可以通过，然而穿刺部位周围血管分支非常多，股动脉送入导丝后较容易形成分支血管穿孔及出血。另外，股动脉途径在髂外动脉的背面蛇形，从侧面看可以看出动脉的迂曲蛇形。由于股动脉与后腹膜腔相连，出血的情况下容易引起后腹膜腔积血，因此穿刺部位选择桡动脉更安全。

表 3-6　经桡动脉和经股动脉行 PCI 的比较

对比项	经桡动脉	经股动脉
穿刺血管的管径	小	大
穿刺部位周边的血管分支	少	多
穿刺部位周边出血的可能性	小	大
穿刺部位周边的血管迂曲	少	多
穿刺部位上行大动脉的迂曲	从小到大	从小到大
腹部大动脉的导管通过	无	有
脑梗死的发生率	小	小
导管的支撑力	由小变大	由小变大

关于导管行进路径的迂曲度，根据笔者对 1000 多例患者的总结发现，尽管个体差异非常大。但总的来说，动脉硬化严重的患者不管是桡动脉还是股动脉推进导管都十分困难。另外，导管通过升主动脉可能诱发脑梗死，PCI 术后 MRI 弥散权重图像（如急性脑梗死）阳性率约为 18%。同时，腹部大动脉是动脉斑块最多的地方，选择 TRI 而不是股动脉途径，使胆固醇栓塞的发生率也大大降低。不同形状的导管其支撑力有所差别，但是对于强支撑导管，桡动脉和股动脉途径差别不大。综上所述，除非需要使用粗大的导管，否则经股动脉行 PCI 没有任何优势可言。

2. 支撑力　导管是 PCI 必需的工具之一，在没有导管的情况下是无法进行 PCI 的，所谓巧妇难为无米之炊，说的就是这个道理。指引导管是 PCI 过程中使用的尺寸最大的器械，患者体内进入如此大的器械，出现并发症的可能性会大大增高。支撑力指的是导管进入冠状动脉后提供的支撑力。支撑力强的导管对手术医师来说会更有利于手术的成功。但对于患者来说，冠状动脉夹层等并发症发生率就相应提高，因此这是一把双刃剑。通过导管送入器械，强支撑导管是有利且必要的，否则就是没必要的甚至是有害的。导管在进入冠状动脉周边时就应非常小心，特别是粗大的导管更容易导致冠状动脉夹层，这点手术医师必须牢记。

3. TRI 的导丝操作　需要指出的是 TRI 手术医师可能对 PCI 也比较擅长，笔者原本认为 TRI 除了穿刺不同以外没什么不同，但大规模数据表明，TRI 实施率高的中心通常 PCI 的实施成功率也很高。是因为实施 TRI 的手术医师更优秀吗？是因为经常施行 TRI 的员工更优秀吗？是因为使用的导管更细而导致出血量更少吗？这些都无从考证。然而 TRI 的手术医师对于 PCI 也更为擅长，可能他们具备更专业、更特别的技术。但是，本节中对于这点无法详细说明，将在后续章节中进行详述。

秘传技巧

从以上叙述中可以看出没有针对 TRI 的导丝操作技术。对于 TRI，6F 指引导管进行导丝操作就足够了。

二、支撑力不充分情况下的导丝操作方法

PCI 是在冠状动脉中插入导丝到血管末梢，并在病变部位置入气囊和支架的一种手术操作方法。为了插入导丝需要朝向远端的推送力，根据作用和反作用力原理，导管和冠状动脉壁之间形成了这种支撑力。导管尺寸越大，其提供的支撑力也越大。

秘传技巧

有些手术医师由于担心支撑力的不足而无法将导丝插入到末梢，而会对任何病变都选择使用大直径导管。但是，多余的推力，不能成为导丝尖端的正确方向的推送力，反而使其向其他方向前进，容易引起严重的并发症。为了安全地实施 PCI，除了推力和支撑力，还有其他手术技能需要掌握。

1. 非闭塞型病变的基本操作　导丝在冠状动脉腔的阻力很小的情况下，即使是很弱的推送力，导丝也会向远端移动。为了达到这个目的，选择亲水性涂层的导丝或聚合物系列的导丝比较简单。但是如果使用后面讲述的减少阻力的方法，即便是润滑性不特别好的导丝也没问题。

导丝头端应设置最小的半径和角度，在过大的半径和角度下，导丝容易接触冠状动脉壁，从而导致阻力增加。

操作头端柔软的导丝时要一边不停地旋转，一边缓慢地推进，这依据的是动摩擦比静摩擦的阻力要小的理论（图 3-43）。

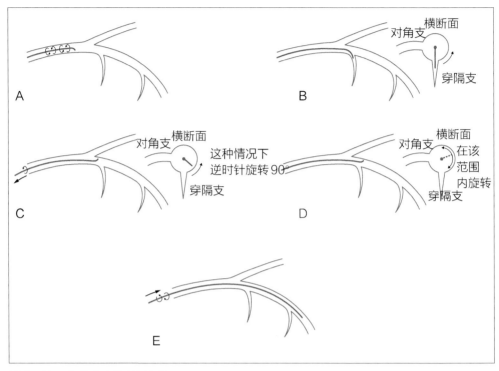

图 3-43　左前降支导丝插入图示

A. 不要停止导丝移动，顺时针旋转 5～6 次，逆时针旋转 5～6 次，缓慢推进；B. 导丝头端误入边支，此图为冠状动脉的断面图像，显示进入了错误的位置（如图中所示进入了间隔支）；C. 轻轻回撤导丝使导丝头端转向分支对侧（进入间隔支的情况下，逆时针旋转 90°将导丝撤出）；D. 当导丝头端回撤到主支，明确头端指向分支对侧，可推送导丝（如平面图所示，将导丝头端转到间隔支与对角支不在的方向）；E. 这样可以将导丝推送到血管远端

　　当然，导丝在病变部位不应引起损伤，这点必须注意，包括病变在内还有脆弱的组织存在的情况。即便是头端很软的导丝，粗暴操作和不必要的过大头端塑形下会导致病变损伤，导致巨大的夹层和闭塞。本来不是太难的治疗，会因此变得十分艰难。PCI 的基本技术就是根据多角度造影判断病变的位置和形状，然后进行精确的导丝和器械操作，随意和粗暴的操作是行不通的，需要在一定范围下进行操作才能安全地施行 PCI。

　　2. 扭曲病变的操作　存在血管扭曲的情况下，和普通导丝的操作基本相同。

　　血管的情况越严重，越应选择推送部分较硬的导丝以方便后续器械的使用。由于手风琴现象使导丝和冠状动脉的阻力增加，导致存在导丝无法到达远端的情况。因此，首先要将柔软的导丝送至一根血管的末梢，如果有必要，可以追加一根导丝，或者经微导管交换推送部分较硬导丝。

不要犹豫是否使用微导管。首先要一边旋转导丝一边推进，这种情况下必须不慌不忙地将微导管插入到末梢侧。导丝的柔软部分还没有完全越过迂曲部位时，即使勉强推进微导管，也无法越过迂曲部位，而且有微导管带着导丝一起脱垂的危险。导管稍稍脱离冠状动脉但只在同轴的情况下，应当尽可能地优先推进导丝。当导丝无法前进时，稍微地拉回导丝，导管会回到冠状动脉入口部位。当越过几个迂曲部位并判断导丝不能再继续前进之后，再插入微导管。如果使用可以旋转的微导管，则一边旋转，一边推进，以减少导管与冠状动脉壁之间的阻力。微导管推进后，导丝一定会被拉回，因此需要引起手术医师的注意。当再次向导丝施加旋转力时，尽量插入到深处，通过反复旋转插入导丝，将导丝插入到病变末梢（图 3-44）。

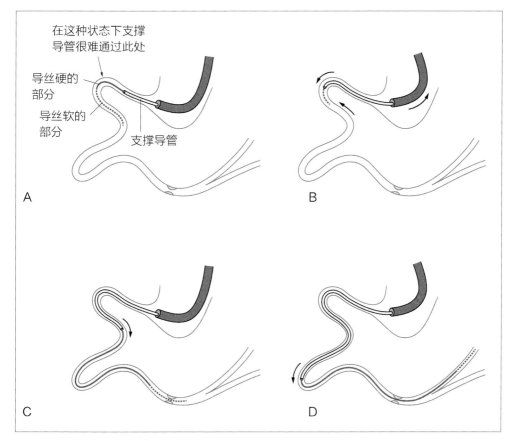

图 3-44　在扭曲的血管中推送微导管和导丝
A. 这种状态下导管很难通过标记处, 微导管和导丝只会朝大弯处受压; B. 如果强行推送微导管, 导丝和指引导管会向外反向脱出; C. 导丝无法继续前进了再沿导丝推送微导管; D. 反复上述步骤送入导丝到远端即可

　　2 根导丝一起使用时，用交替进入的手法进行，这样可提高操控的那根导丝的稳定性。冠状动脉扭曲的程度适合不同的导丝，可以有多种组合，很有可能意外地插入到末梢。当然，辅助导丝及球囊铆定也能增加导管的稳定性。

　　3. 分支选择的考虑方法和导管导丝的操作　　导丝前端塑较大的弯，这样可以在强大的支撑力支持下操作导丝进入血管分支。将血管想象成二维平面，应使用柔软性小的硬质导丝，假设导丝在血管内的偏心方向一定在大弯侧。导丝进入时可能遭遇较大的摩擦阻力，这种情况下同样需要比较大的支撑力（图 3-45）。导丝前端塑形过大的话，会给导丝进入目标血管分支之后的手术造成麻烦，因为无法精细操控导丝，所以使导丝有可能误入无用的分支，在时间上是一种浪费。此外，扭矩常在推送到导丝时难以传递，反倒在回拉导丝时有时可以将头端调整到理想方向（图 3-46）。医师应当了解，仅仅推送导丝的操作会有很多不利之处。

　　即便在支撑力不充分的状态或前端塑形最小化的情况下，充分发挥导丝的柔韧特性，通过回拉导丝的方式控制好头端方向，也能让导丝顺利地进入到分支。当然，精细和慎重的操作同样是非常重要的（图 3-47）。

　　实际上即使不使用最小的，也应当用比血管管径小的导丝塑形，并且利用推送与抽拉结合的方法来进行导丝的操作。

　　由于篇幅的关系在这里就不介绍了，无论是正向或逆向开通 CTO，不依赖支撑力，将导丝推入末梢也是有可能的，很多手术医师抱着以防万一的想法选择使用大的导管，这点笔者不能赞同，因为过大的导管对于患者的预后具有威胁性，必须在必要的场合下选择。

　　使用多种手法能够随机应变，对于病变的治疗策略的考虑，可以为患者提供良好的治疗结果。

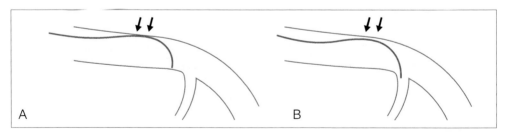

图 3-45　分支的选择和一般导丝塑形与插入的方法
A. 分支选择时通过过度推送导丝使其形成一个弯。这个弯需要比主支的直径大，导丝接触部分会引起较大的摩擦和阻力。推送导丝时要确保导丝头端朝向分支。主支一侧的冠状动脉受其形态所限扭矩很难传递，因此手术医师常无法按照意愿调整导丝方向；B. 导丝头端朝向分支继续推送导丝，此时由于导丝受到分支对侧血管壁的支撑，就能进入到分支

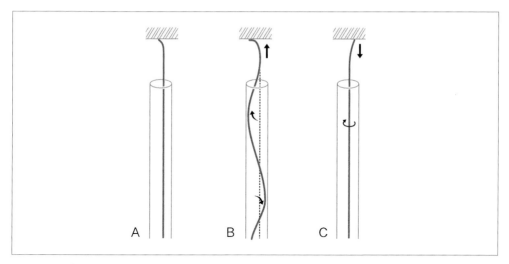

图 3-46　操作导丝方向改变的概念

A．导丝方向改变的场合，末梢侧发生了阻力时的图像；B．导丝一边推送一边回旋，只会让导丝在导管或冠状动脉内拧成麻花状，扭矩根本无法传递。继续转下去的话，聚集的扭矩会一瞬间释放到头端，引起甩鞭现象。导管或冠状动脉内腔直径越大，迂曲越严重，越是有这种倾向；C．如要确保扭矩顺利传递，导丝回拉后进行回旋操作，使导丝的形状恢复原来的状态，术者可以更好地控制导丝前端的方向

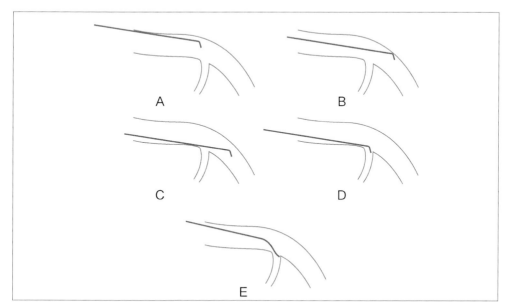

图 3-47　前端小弯时分支的选择方法

A．送入导丝头端塑形角度远远小于主支直径；B．导丝没有进入分支，而是进入了主支末梢；C．导丝回撤阶段很容易偏向小弯的位置；D．缓慢回撤时前端钩住了分支；E．导丝一边略微回撤，一边回旋 180°，前端成了相反方向，同时形状好似有了个很大塑形。这时轻轻推入导丝会由于弹力的关系而使前端滑入分支

第七节　压力导丝

一、压力导丝的操作方法（旋转方法和前进方法）

　　传统压力导丝，作用在于尖端的高性能压力感应。如图 3-48 所示，压力导丝是由 3 根导丝和导丝内芯组成的。因为导丝内芯不在导管的中央，所以扭矩性能相对较差，故而将芯丝加粗，以及亲水性涂层设计可以改善扭矩性能。由于最新的 optical 感应装置和光纤的使用，超细导丝已经成为一种可能。导丝内芯上有光纤结构，这种情况下如图 3-49 所示，在导丝中央放入芯片，这样扭矩的性能可得到改善。如上所述，使用最新的压力导丝系统，与传统导丝相比并不逊色。但是，在严重扭曲的血管中使用时，导丝的阻力感也相应增强。

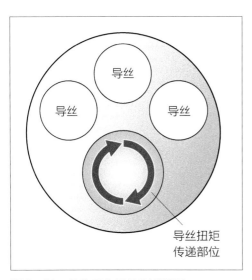

图 3-48　传统压力导丝的横断面

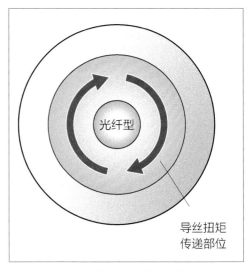

图 3-49　光纤型导丝和扭矩性能

秘传技巧

在难以转动导丝且无法前进的状况下，需要一边充分确认导丝前端是否碰到了斑块，还是金属导丝本身产生的阻力，然后一边同时推进，这点非常重要（特别是使用诊断导管的情况下）。

在较旧类型的压力导丝中，为了提升扭矩传递，将连接器当作扭控器使用是行之有效的方法。新型压力导丝的后部（连接部）如图 3-50 所示，该部分可以成为妨碍导丝旋转的一个要素。

最新的材料压力导丝全部都是可以自由旋转的，但是因为有重量，因此，如果操作的扭控器高于操作台面的话，近段导丝的重量会使导丝弯曲，旋转导丝就很困难了（图 3-51A）。

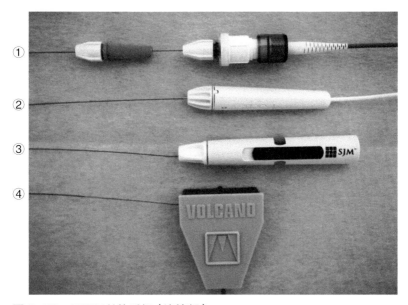

图 3-50　不同导丝的后部（连接部）
① Comet；② Optowire；③ Aeris；④ Verrata。①和②是 optical 感应装置，③和④使用的是新的感应装置

秘传技巧

扭矩操作时手要尽量靠近导管台（图 3-51B），这一点很重要。

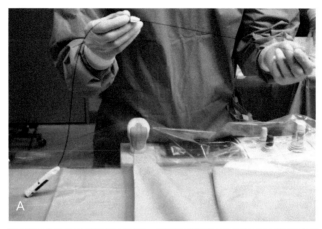

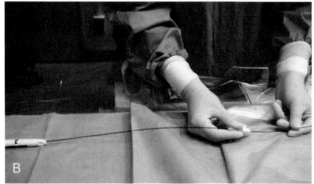

图 3-51   操作时注意手的高度
导丝的连接部位虽能旋转，但如图 A 操作时手的距离相对导管台较高的话，导管连接部位会妨碍操作。如图 B 所示，手与导管台处于水平位置，操作起来就很容易

二、压力导丝测定的合适定位

行基本的冠状动脉血流储备分数（FFR）测定时，压力导丝进入到测量血管能够达到血管末端。末梢血管存在高度狭窄时，受此影响，传感器测得的 FFR 数值就会产生假性高值。同时，在存在血管末梢狭窄导丝插入困难的情况下，测量获取正确的 FFR 值是不可能的。

由于血管末梢高度迂曲，出现和手风琴现象相似的假性狭窄，就会提示测定的 FFR 是假性低值（图 3-52）。串联病变，也就是说存在一系列血管狭窄的情况，FFR 显示的是较阻力总和更低的血流灌注状态。综合评价缺血存在情况之后，拔出导丝。观察 P_d/P_a（狭窄部位远端压力 / 狭窄部位近端压力）比值的变化，可以用来评价各种病变所致的不同程度压力差（图 3-53）。

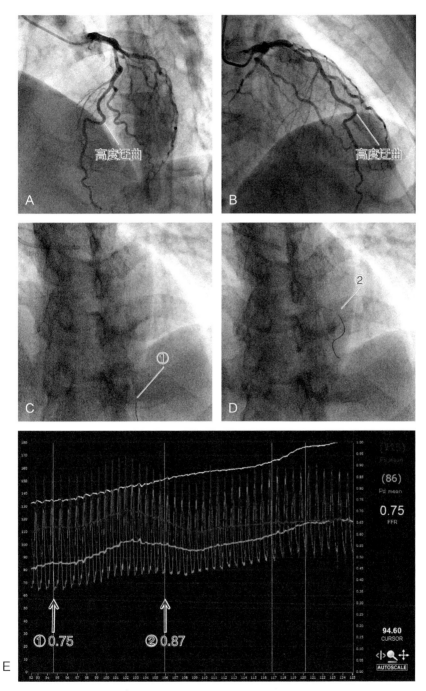

图 3-52　手风琴现象

左前降支远端部位高度迂曲（A、B），压力导丝前进至①处（C），FFR 测定这 0.75，缺血阳性，将导丝回撤到迂曲前方的②后（D），FFR 测定为 0.87，缺血阴性，左前降支近端部位显示 50% 的狭窄（E）

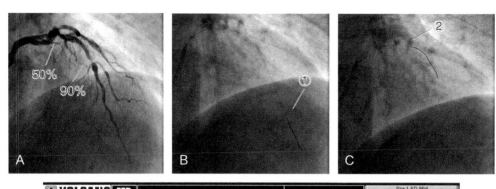

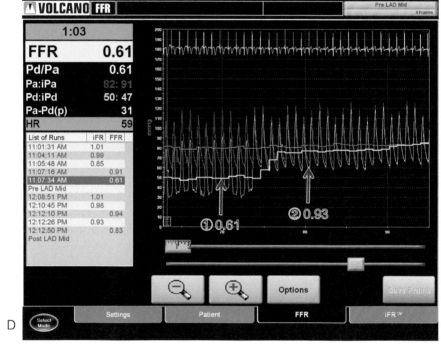

图 3-53　串联病变

左前降支近端部位有 50% 的狭窄，中间部位有 90% 的狭窄（A）。压力导丝前进至①（B），FFR 测定值为 0.61，回撤至串联病变之间的②（C），FFR 测定值为 0.93，FFR 的压力差近端部位值为 0.07，中间部位值为 0.32。从压差较大的中间部位开始治疗（D）

　　存在中等程度的左主干病变及末梢血管也有病变的情况时，正确评价左主干病变程度是非常困难的。在回旋支灌注区域无狭窄的情况下，排除左前降支近端部位高度狭窄的情况，参考回旋支 FFR 测量值（图 3-54）。存在冠状动脉旁路移植术血流的情况下，应该测定远端吻合部位的 FFR。心肌血流量包括冠状动脉狭窄通过的血流，以及冠状动脉旁路移植术通过的血流的总和（图 3-55）。

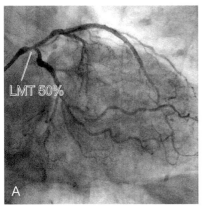 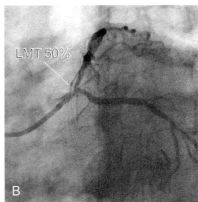

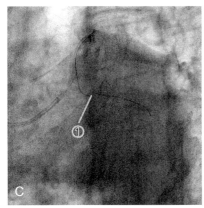

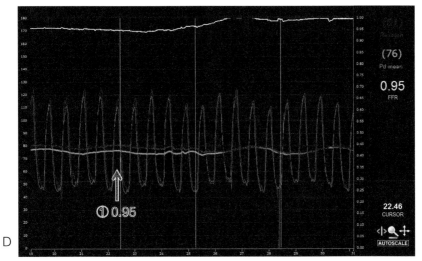

图 3-54　左主干病变

从左主干（LMT）开始到左前降支有 50% 的狭窄（A、B），左前降支 FFR 测定值为 0.81，缺血阴性，左回旋支方向（C）FFR 测定值为 0.95，可以做出左主干缺血阴性的判断

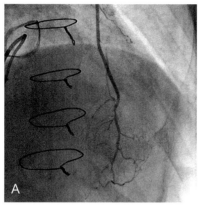

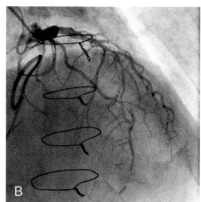

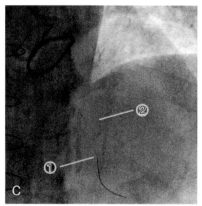

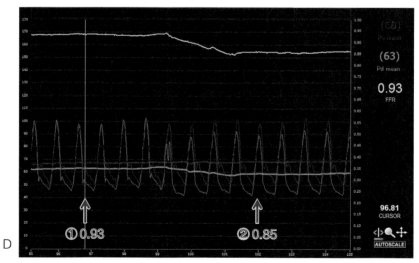

图 3-55　冠状动脉旁路移植术

因为左主干 75% 狭窄，前降支远端部位和左胸廓内动脉进行冠状动脉旁路移植术（A），左前降支本身未闭塞（B），压力导丝行进至①（C）时 FFR 测定值为 0.93，回撤至吻合部前方②时 FFR 测定值为 0.85，较前测定值低

参考文献

［1］Kawasaki T, Koga H, Serikawa T : New bifurcation guidewire technique : a reversed guidewire technique for extremely angulated bifurcation－a case report. Catheter Cardiovasc Interv 71：73-76, 2008.

［2］Suzuki G, Nozaki Y, Sakurai M : A novel guidewire approach for handling acute-angle bifurcations : reversed guidewire technique with adjunctive use of a double-lumen microcatheter. J Invasive Cardiol 25：48-54, 2013.

［3］Ide S, et al : A case of successful percutaneous coronary intervention for chronic total occlusion using the reversed guidewire technique. Cardiovasc Interv Ther 28：282-286, 2013.

［4］岡村篤徳：ガイドワイヤー末梢冠動脈穿孔時. 達人が教える！ PCI・カテーテル室のピンチからの脱出法 119，村松俊哉（編），南江堂，東京，p444-449，2014.

［5］Nguyen T, et al（eds）：Practical Handbook of Advanced Interventional Cardiology, 3rd ed, Wiley-Blackwell, Hoboken, 2007.

［6］Takahashi S, et al : New method to increase a backup support of a 6 French guiding coronary catheter. Catheter Cardiovasc Interv 63：452-456, 2004.

［7］Matsukage T, et al : Successful transradial intervention by switching from 6 French to 5 French guiding catheter. J Invasive Cardiol 23：E153-E155, 2011.

［8］光藤和明：PTCA テクニック，改訂第 2 版，医学書院，東京，1999.

［9］Yoshimachi F, et al : Percutaneous coronary intervention without use of guiding catheters for extreme downsizing : the Emperor's new clothes technique. Cardiovasc Interv Ther 28：213-215, 2013.

［10］Grossman PM, et al : Percutaneous coronary intervention complications and guide catheter size. J Am Coll Cardiol Intv 2：636-644, 2009.

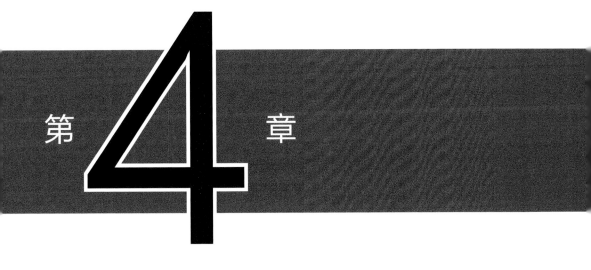

第4章

导丝的操作方法

（高级者篇）

第一节 左主干病变

一、对吻球囊技术的导丝操作和交换方法

左主干分叉病变 PCI，最大的难题就是分支的处理和保护。尽管有些时候不需要直接对分支进行介入治疗，但在处理过程中，必须避免分支闭塞。因此，对于左主干分叉病变的介入治疗，分支的导丝保护是十分必要的。

1. **单支架还是双支架** 一般认为，对于左主干分叉病变，单支架技术进行完全血供重建的远期预后更好，而必要时双支架技术可以作为备选策略。

2. **对吻球囊技术** 尽管是否需要常规进行对吻球囊技术仍存在争议，但笔者认为，左主干病变支架置入时，最好还是采用对吻球囊技术。

3. **近端优化技术** 分叉病变置入支架时，通常根据远端血管直径选择支架尺寸。因此，在支架置入后常存在近端贴壁不良现象，需要在近端支架内使用高压球囊后扩张，该技术称为近端优化技术（proximal optimization technique，POT）（图 4-1），即 POT。就笔者个人经验而言，通常在置入支架前使用 IVUS 检查对近端血管直径进行预评估，为后续 POT 高压球囊尺寸的选择提供依据，支架置入后，首先应进行 POT，然后再进行 IVUS 检查明确支架贴壁情况，并重置分支导丝。同时，操作中尤其需要注意，IVUS 导管和指引导管的头端可能会使支架近端变形。此外，POT 技术充分扩张近端支架，并以一个平缓的角度接近分支，这也有利于重置导丝进入分支。

4. **重置导丝进入分支血管的方法** 使用 Crusade 或 Sasuke 双腔微导管技术。当确定第一根导丝未从分支开口远端进入分支时，可沿第一根导丝置入 Crusade 双腔微导管，然后尝试将第二根导丝从分支开口远端重置导丝进入分支血管（图 4-1E）。此时，也可以使用光相干断层成像（OCT）或光频域成像（OFDI）对支架置入的情况进行检查。

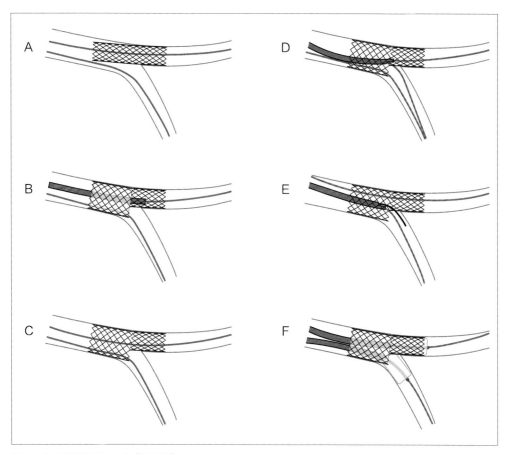

图 4-1　近端优化技术（POT）

A．处理分叉病变时，根据远端血管直径置入支架，此时，支架近端常存在贴壁不良现象；B．近端高压球囊后扩张，使近端支架贴壁良好，这样也使近端支架不容易变形，有利于重置导丝进入分支；C．POT 后；D．利用 Crusade 或 Sasuke 双腔微导管重置导丝进入分支血管；E．术中期望从分支开口的远端进入重置导丝，但是当第一根重置导丝未从分支开口远段进入分支时，可以利用 Crusade 双腔微导管，利用第二根导丝从分支开口远端进入分支血管；F．施行对吻球囊技术，即 KBT 技术

秘传技巧

重置导丝进入分支的技术要点

按照以下技术要点进行操作，分支重置导丝将不再困难。

（1）支架置入前，分支导丝保护是必需的。

（2）支架置入前，可根据分支开口狭窄和钙化情况，决定分支开口是否进行球囊预扩张。当分支开口或分支近端严重狭窄时，此时若主支置入支架易导致分支闭塞，应进行分支预扩张。此外，当分支血管严重钙化，支架置入后对吻扩张可能仍有分支贴壁不良或扩张困难时，应该预先处理钙化病变。而当分支病变较轻时，原则上不进行预扩张。尤其要注意的是，预扩张可能引起分支开口夹层撕裂，导致重置导丝困难。

（3）支架置入后必须施行 POT。

（4）重置分支导丝，可以考虑使用 Crusade 或 Sasuke 微导管，而拔出导丝时推荐使用 KUSABI。

（5）分支重置导丝推荐使用涂层或多聚膜保护的超滑导丝，当导丝通过困难时，可以考虑换用 XT-R 或 X-treme 等锥形头端的导丝通过分支血管。

（6）当分支角度较大，同时分支开口病变较重，考虑主支置入支架后分支闭塞风险高，且重置导丝困难时，应该在术前即考虑双支架策略。

5. 分支血管重置导丝困难的应对技巧　当分支血管闭塞重置导丝困难或分支开口处夹层无法找到真腔时，此时又需要进行分支保护，可以在支架外沿原分支导丝（即拘禁导丝）送入 Corsair 微导管以通过分支，然后交换使用小球囊对侧分支开口进行扩张，这样分支血流再通，从主支支架网孔重置导丝进入分支变得容易的多（图 4-2）。

左主干分叉病变的介入治疗，由于血管直径较大，尽管操作技术本身并不复杂，但分支闭塞会造成血流动力学紊乱，同时支架近端变形使扩张的球囊难以通过，导致支架缩短、延长或移位常有发生。此外，左主干部位的再狭窄或支架内血栓形成可增加猝死的风险。因此，对这类患者而言，选择 PCI 可能反而会造成不利影响，应优先考虑外科旁路移植手术。

二、回旋支消失时重置导丝策略

在左主干（LM）- 左前降支（LAD）支架置入后，有发生左回旋支（LCX）急性闭塞的可能。LCX 分支角度较大，完全闭塞的情况较少见，但当完全闭塞时，患者会有明显胸痛和血流动力学紊乱的临床表现（低血压、心动过缓等）。因此，快速重置导丝并恢复血流是十分必要的。以下为操作要点。

1. 有无保护导丝　若存在开口处狭窄或闭塞的风险，用导丝进行保护十分重要，这对后续重置导丝也有很大的帮助。此外，如果重置导丝难以通过，可以使用小球囊扩张以恢复血流。当没有保护导丝的情况下，导丝通过闭塞分支的难度极高。因此，支架置入前，需要根据造影情况决定是否进行分支保护。

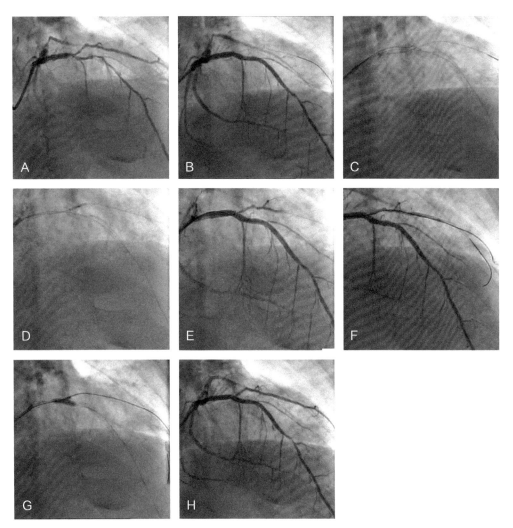

图 4-2 分支血管重置导丝困难的应对方法
A. PCI 前造影；B. 左前降支的支架置入后，对角支闭塞，患者出现胸痛和胸导联 ST 段抬高；C. 尝试重置导丝进入角支无法通过；D. 在支架外沿原角支导丝（拘禁导丝）使用 Corsair 微导管通过对角支，然后交换使用 1.5mm 球囊沿原角支导丝在支架外对角支开口病变处进行预扩张；E. 分支血流再通；F. 重置导丝易进入分支血管；G. 实施 KBT；H. 最终造影

2. **双腔导管** 对于一般的分叉处病变，通常会将主支导丝回撤至支架近段重置进入分支，但当需要对导丝头端重新塑形或更换导丝时，可以考虑使用双腔微导管（Crusade 或 Sasuke）进行尝试重置导丝进入分支。

3. **导丝最佳通过部位** 斑块移位和分支血管隆嵴移位是造成分支闭塞的主要原因，且多数为分支血管隆嵴移位所致（图 4-3）。因此，支架置入前需要认真复习造影图像，对斑块分布充分评估，据此决定置入保护导丝策略。最基本的目标是从分支血管隆嵴远端进入分支血管为最佳。

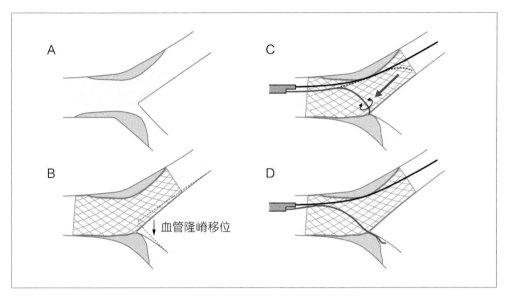

图 4-3　分叉血管隆嵴移位致分支血管闭塞，利用双腔微导管重置导丝
A. 支架置入前；B. 支架置入后，血管隆嵴移位致 LCX 闭塞；C. 利用双腔微导管重置导丝。沿 LAD 导丝置入双腔微导管，有阻力时适当旋转；D. 导丝前端滑动通过分支病变

使用对吻球囊技术（KBT）后，尽管其目的是使 LCX 开口尽量避免支架阻挡，但斑块位于血管隆嵴的对侧也很常见，因此从 LCX 开口最远端重置导丝可有效降低误入假腔的风险。同样，预扩张使隆嵴对侧斑块夹层发生的可能性增加，这样重置导丝也同样容易进入同一部位的假腔。此外，造影时透视角度也十分重要，蜘蛛位（spider view，即左前斜位、足位）和右前斜位（RAO）足位都易于观察。分叉角度较大且重置导丝困难时，蜘蛛位是最合适的观察角度。因此，事先找到一个充分暴露分叉病变的观察角度非常关键，特别是在无分支保护导丝的情况下，支架置入前的造影显得尤为重要。

　　4. 导丝的选择　尽管聚合物护套型导丝容易通过血管，但误入假腔的风险也更高，因此避免首选该类导丝。为了防止误入假腔，应首选低头端负荷的非聚合物护套型导丝（如 SION blue、Runthrough NS Extra Floppy、SION 等）。若通过困难，也可更换为聚合物护套型导丝如 Fielder FC、SION black、XT-R（锥形头端）等。若仍有困难，可增加头端负荷，考虑导丝升级为 Gaia 系列或 ULTIMATE bros3 等，但这会增加误入假腔的风险，因此操作时需要更加慎重。

5. **导丝塑形**　POT 前推荐以 LAD 内径（支架置入后内径）加 1.0 ～ 2.0mm，POT 后则以 LM 内径（POT 的球囊内径）加 1.0 ～ 2.0mm 作为塑形半径，进行小于 90°的弧度塑形。此外，在导丝头端 0.5mm 处加上约 45°的弧度，会更容易通过支架钢梁进入分支血管。

6. **双腔微导管辅助导丝进入分支血管的操作实践**　沿 LAD 导丝送入双腔微导管，并将微导管回撤至支架近端，沿微导管送入第 2 根导丝并将其头端转向 LCX 方向，造影确认导丝滑入血管隆嵴附近。若无问题，则轻轻推送导丝使其不弯曲，并在 2 个方向进行 90°旋转，向前滑入分支血管（图 4-3C、D）。血流动力学不稳定时，不必强求从分支开口远端进入导丝，可以考虑从分支开口近端进入导丝恢复血流，待血流动力学稳定后再调整导丝从分支开口远端进入也是一种有效的策略。此外，POT 后可使支架贴壁更好，利于重置导丝进入分支，在血流动力学稳定的情况下可以进行尝试。

秘传技巧

如何选择导引导丝

（1）**不要犹豫使用双腔微导管**：创造条件专注于导丝操作，提高准确性并减少手术操作实践。

（2）**重视导丝头端小角度塑形及旋转操作方法**：避免误入假腔，缩短手术时间，减少双支架置入。

第二节　钙化病变

一、钙化病变的导丝操作方法（旋转和前进方法）

本节将重点阐述重度钙化病变导丝的选择和操作方法。重度钙化病变部位会产生很强的摩擦力，使导丝的扭矩响应减弱并可能在弯曲时失去可操作性。因此，可使用微导管把摩擦阻力降到最低。然而，尽管如此，从微导管出来的导丝前端还是会与钙化病变产生摩擦力，与一般病变相比，导丝的扭矩响应会有所减弱。因此，对于高度钙化病变，不仅要考虑导丝的可操控性，还要选择合适的导丝，这十分重要。

1. 导丝的选择　对于接触时摩擦阻力大的钙化病变应重视导丝的滑动能力，而对于狭窄较重的钙化病变，应注意选择导丝头端尺寸小、柔软而纤细的导丝。此外，为了避免接触坚硬的钙化组织而不被回弹，导丝头端的硬度也十分重要。一般而言，滑动性能好、弹簧圈聚合物护套型、头端亲水涂层以头端负荷 1g 以下的可选择 Fielder FC、SION black 等导丝，锥形头端导丝可选择 XT-R/A。带有聚合物护套的导丝是为了实现高滑动性能而开发的，其聚合物涂层可抑制弹簧圈表面凹凸不平的不均一性（图 4-4），并在导丝头端加上亲水涂层实现优异的导丝滑动性能（图 4-5）。尤其 SION black 是 Fielder FC 的改良版，其在聚合物护套型导丝中，具有与弹簧圈护套型导丝同样柔软的头端，同时还没有扭矩累积，且耐久性更强，头端硬度也最合适。此外，在选择常规弹簧圈护套型导丝时，可优先考虑头端亲水涂层的导丝，如 Runthrough NS Hypercoat 等。然而，以上几种导丝因具有良好的滑动性能而容易进入冠状动脉末梢，故有导致冠状动脉穿孔的风险，在操作中需十分注意。

2. 导丝的操作　根据前文所述，应重视使用微导管，以降低病变部位的摩擦阻力。当感觉不到摩擦时，可根据方向旋转导丝前进，而当与钙化病变接触摩擦力增加时，导丝扭矩响应较差。为了减轻摩擦力，应顺时针 - 逆时针来回旋转 2 ～ 3 次，从而使导丝前进。此时，需要确认导丝未误入斑块内，不要用力推送导丝，

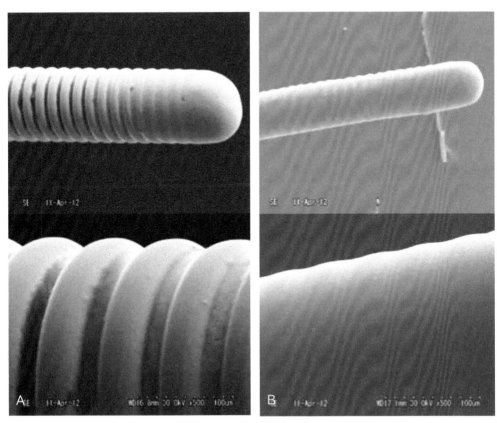

图 4-4　电子显微镜观察导丝表面图像

A. 弹簧圈护套型导丝；B. 聚合物护套型导丝

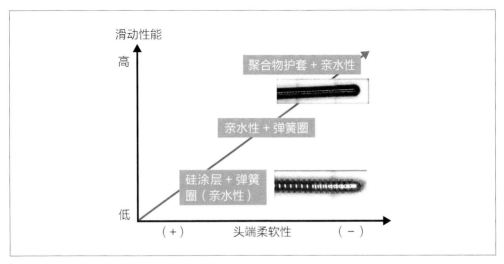

图 4-5　导丝滑动性能与头端柔软性能的关系

而是要利用其良好的滑动性能向前滑动，并在此基础上钻孔、穿通并逐步提升导丝头端负荷。然而，提升导丝头端硬度的情况下，其柔软性会下降。因此，需谨慎操作以避免造成内膜下夹层。

3. 病例　图 4-6 是使用 XT-R 治疗重度钙化病变患者的病例。实际上，笔者近期已使用旋磨方法对连续 25 例重度钙化病变进行 PCI 手术，约 85% 选用 SION blue 处理病变。对于重度钙化病变，实际上 SION blue 或 Runthrough NS 等都可作为第一选择导丝以有效应对这样的病变。相反，若使用没有亲水涂层的导丝，在评估可操控性的基础上，还需要通过造影先评估钙化病变的严重程度。

秘传技巧

处理钙化病变时，对于导丝的选择和操作要充分考虑与之伴随的风险，并在此基础上掌握有效的使用方法。应尽量减小钙化导致的摩擦阻力，其中如何使导丝畅通无阻的向前滑动以通过病变是操作的要点，这与一般导丝操作是基本一致的。

二、旋磨导丝交换的操作方法

斑块旋磨术是针对球囊或支架治疗困难的重度钙化或纤维化病变来发挥治疗作用的装置。旋磨术与一般的 PCI 有所不同，其使用带有金刚石的旋磨头，配合专用的旋磨导丝使用。

主要方法为，将旋磨导丝通过病变后，沿着导丝送入旋磨头，利用氮气涡轮驱动装置带动旋磨头高速旋转，将钙化病变旋磨销蚀掉。因此，旋磨导丝在整个操作过程中占有重要地位。

下面将针对旋磨导丝的特征、操作方法及导丝交换方法展开论述。

1. 关于旋磨导丝　旋磨导丝为轴径为 0.009in，头端直径 0.014in 的不透光导丝，其头端没有涂层且难以滑动，长度约为 325cm。主要有 Rota Wire Floppy 和 Rota Wire Extra Support 两种，两者前端不透光头部的长度有所不同，其中 Rota Wire Extra Support 更长。

（1）Rota Wire Floppy：主要用于需沿着血管走行进行旋磨的病变，大多数病例经 Rota Wire Floppy 可成功旋磨。

（2）Rota Wire Extra Support：用于病变前后迂曲，需要蛇形向前进入导丝的

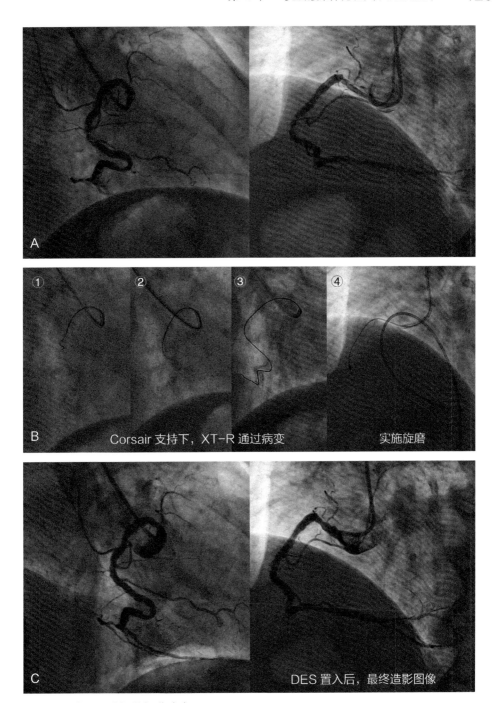

图 4-6　右冠重度钙化扭曲病变

A. 右冠状动脉第 2 段 90% 狭窄，伴重度钙化；B. ①在 Corsair 支持下，依据病变类型选择 XT-R 导丝，当病变部位的摩擦抵抗力较大时，导丝无法前进；②旋转导丝使其滑动；③成功通过病变部位；④实施旋磨；C. 置入药物洗脱支架（DES）后的最终造影情况

情况。此时，会有导丝向一个病变部位发生严重偏向的可能，需要特别注意。

注意点旋磨导丝的前端（即 X 线不透光部分）和轴接合部位存在落差，在此部位旋磨常会发生导丝断裂。为了避免导丝断裂，在旋磨时旋磨头应与接合部位留有足够长的距离。

2. 旋磨导丝交换方法　旋磨导丝的构造导致操控性差，无法直接操控导丝到达病变远端。因此，旋磨导丝的常规使用方法为首先将 0.014in 的指引导丝通过病变部位到达远端，其次利用该导丝将微导管送入病变的远端，最后拔出微导管内的 0.014in 导丝，并将旋磨导丝交换送入血管远端。

微导管无法通过病变部位的应对策略：

（1）更换微导管及通用导管的种类：目前市面上有多种微导管和穿通导管，其头端硬度、导管滑动性和推动性均有不同，应在理解其特性的基础上进行更换选择。

注意：强行旋转微导管时，导管头端容易被钙化病变咬住致导管撕裂或断裂，操作时需要特别注意。

（2）使用 Tornus 导管：Tornus 是边旋转边通过狭窄部位的导管，与球囊不同，其夹层发生的风险较低。Tornus 通过病变部位后，更换旋磨导丝进行下一步操作。

若病变为环形钙化且迂曲，更换强支撑指引导管，或使用子母导管，或使用小球囊锚定技术，如仍无法操控 Tornus 导管蛇形通过病变，需考虑其他方法。

注意：Tornus 是一种鳞片状切割导管，在血管迂曲部位其内腔可能会变形。因此，送入旋磨导丝会有一定的阻力。

（3）使用小球囊（1.0mm）（图 4-7）：使用小球囊尽管不能直接扩张病变，却能为微导管和穿通导管头端创造空间，如此可以改变导管头端方向，进而通过病变。

注意：该方法有发生冠状动脉夹层的风险。

（4）尝试多种方法仍不能通过微导管的应对措施。

1）直接使用旋磨导丝尝试通过病变：一般情况下，应尽量使用交换微导管送入病变远端，进行旋磨导丝更换。而直接尝试旋磨导丝前，建议使用 1.0mm 小球囊预扩张病变，为微导管或穿通导管前端创造空间，同时为了提高旋磨导丝的操控性，需要预防其头端破损的发生。

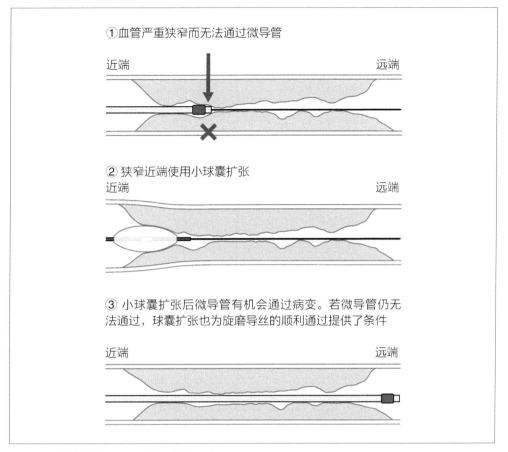

①血管严重狭窄而无法通过微导管

近端　　　　　　　　　　　　　　　　　　　　　远端

②狭窄近端使用小球囊扩张

近端　　　　　　　　　　　　　　　　　　　　　远端

③ 小球囊扩张后微导管有机会通过病变。若微导管仍无法通过，球囊扩张也为旋磨导丝的顺利通过提供了条件

近端　　　　　　　　　　　　　　　　　　　　　远端

图 4-7　小球囊（1.0mm 内径）扩张病变

秘传技巧

　　旋磨导丝的扭矩传递性能比较差，送入时确定导丝方向十分重要。因此，要注意导丝头端的角度，避免导丝轴部扭结，小心旋转并推送导丝前进是关键。

　　2）尝试用第 2 根导丝通过病变（图 4-8）：在最初通过病变处的 0.014in 导丝的基础上，小心地将第 2 根头端硬度不同的导丝通过病变，并使用第 2 根导丝送入微导管。

　　注意：由于病变狭窄形态的原因，常会发生第 2 根导丝难以通过病变的情况，此时需要避免该导丝误入夹层或被钙化血管咬住等情况的发生。

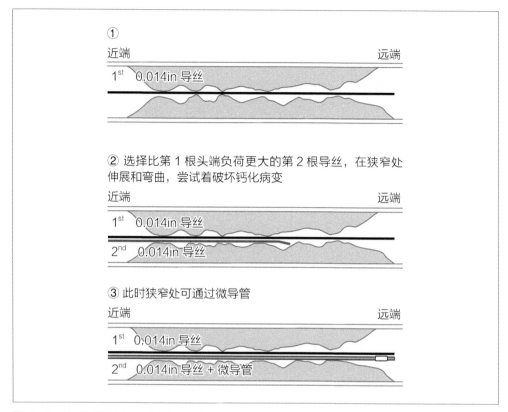

图 4-8　尝试用第 2 根导丝通过病变

（5）利用分支血管：伴有钙化的分叉病变，若主支无法通过交换微导管，可根据分叉角度和分支血管直径情况，先对侧支血管进行旋磨，可使交换导管更容易通过主支血管。

3. 旋磨导丝操作方法　操作旋磨导丝时，通常要先将导丝用生理盐水湿润后再进行操作。

（1）导丝操作时，术者右手持导丝，助手从术者拇指处加生理盐水。

（2）术者左手持湿纱布并拿导丝，操作时使导丝从湿纱布中通过。

注意：旋磨导丝非常滑，且可操控性差，再加上导丝容易发生打结而影响后续手术。因此，在确认导丝打结后，需及时更换新的导丝才能不影响后续操作。

三、旋磨导丝的正确使用

旋磨系统 ROTABLATOR 是针对钙化病变进行旋磨的设备，需要使用旋磨专用导丝通过病变部位进行操作。

旋磨导丝主要分为 2 种，可根据病变部位、斑块分布和冠状动脉解剖特点选择使用。

　　1. 旋磨导丝的种类（图 4-9）　旋磨导丝是在 330cm 指引导丝的基础上，前端数厘米处加上 0.014in（0.36mm）不透光导丝（头端弹簧圈），其近段轴部比一般 PCI 使用的 0.014in 导丝更细，为 0.009in（0.24mm）直径、旋磨导丝头端为 0.014in 的弹簧圈结构，从构造上阻止旋磨头滑入旋磨导丝远端。

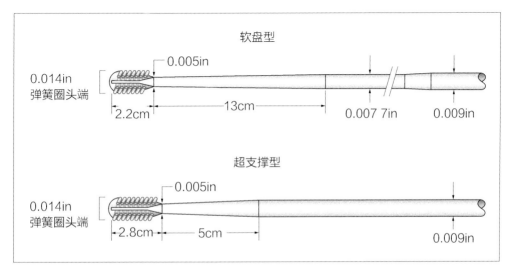

图 4-9　旋磨导丝的种类

旋磨导丝根据导丝轴部的硬度分为 floppy type 和 extra support type 两种。

　　2. 旋磨导丝的使用方法　旋磨术就是在冠状动脉内沿着旋磨导丝建立的轨道，使用合适尺寸的旋磨头对钙化病变进行旋磨销蚀。因此，若冠状动脉内旋磨导丝无法通过钙化病变建立轨道，则无法对其进行旋磨。360°环形钙化进行旋磨是没有问题的，但是对于迂曲病变合并偏心性钙化病变时，要充分评估导丝的轨道，再进行旋磨。

钙化病变局限于迂曲血管的小弯侧时，使用额外支撑型旋磨导丝可以完成旋磨销蚀，然而在严重迂曲血管，过度将导丝偏向血管一侧，旋磨可能导致血管夹层、冠状动脉穿孔或旋磨头嵌顿的发生。

其他如分叉病变或支架内再狭窄病变，几乎都不需要强支撑的旋磨导丝，且导丝偏向血管一侧也影响不大，因此笔者认为，原则上这类病变都可以使用软导丝。

根据病变特点和冠状动脉形态，出现以下几种情况应该考虑使用额外支撑型旋磨导丝。

（1）必须使用指引导管加强支撑的情况：①冠状动脉末梢病变；②非迂曲的弥漫性病变；③右冠状动脉开口处病变。

（2）使用软导丝无法充分旋磨钙化病变。

3. 病例

（1）病例1（图4-10）：右冠状动脉（RCA）第2段血管钙化伴重度狭窄的透析患者。RCA呈牧羊鞭样形状，右前斜位显示，RCA起始于右冠状动脉窦前方，向后走行并发出分支，同时病变部位高度扭曲。针对这样的病变，若使用额外支撑型导丝，在右冠状动脉入口部和狭窄处均有可能出现旋磨头在血管小弯侧切割血管的风险。

本例使用软导丝，操作过程中小心地、一点一点地将旋磨头移入弯曲血管并注意避免偏向大弯侧，最终旋磨销蚀成功且避免了旋磨头的嵌顿。

（2）病例2（图4-11）：RCA开口重度狭窄的患者。该类病变需要将指引导管拉回到主动脉内进行旋磨操作。

RCA开口病变，若使用软导丝，旋磨头失去支撑力的保护，且与RCA开口同轴性不好，易造成大动脉夹层的发生。因此，对RCA开口处进行旋磨时，使用额外支撑型导丝，将导引导管拉回至主动脉内，保持与血管同轴，同时确保导管的后坐力，这样进行旋磨更安全有效。

本例患者选用额外支撑型导丝，将旋磨头低速旋转至右冠状动脉开口处，将导引导管回撤至主动脉内。然后，在保持与血管同轴性的情况下对病变进行旋磨。

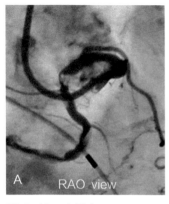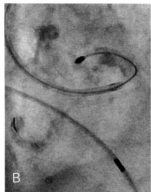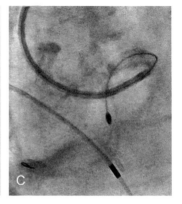

图4-10   病例1

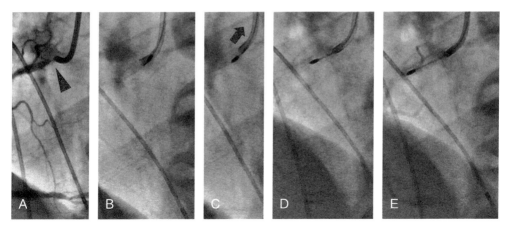

图 4-11　病例 2

秘传技巧

　　针对软导丝和额外支撑型导丝的正确使用没有特别有用的技术秘笈，前文所述的各种操作方法都可以考虑使用，将旋磨导丝通过病变到达血管远端。0.014in 导丝通过后，若使用锚定球囊或 Tornus 仍无法通过病变，可同时配合使用子母导管，使 Tornus 或 OTW 球囊以最大限度地向前推进，而后拔出 0.014in 导丝，尝试直接用旋磨导丝通过病变。

第三节　完全闭塞病变：前向技术

一、CTO 病变导丝的操作方法（旋转和前进方法）

针对慢性闭塞性（CTO）病变的 PCI 治疗，逆向技术是标准的选择方案之一。然而，逆向技术也有其特有的并发症，且不是所有的 CTO 病变都适合逆向技术治疗。因此，前向技术仍是 CTO 病变的基本治疗策略，通过对导丝操作技术的改进，可避免不必要的逆向，最终实现简单而安全的血供重建。

下面将就前向技术的导丝操作及其并发症进行阐述，并列举真实案例进行概述。

1. CTO 病变前向技术导丝的基本操作

（1）CTO 病变入口导丝操作技巧：根据 CTO 病变入口的解剖形态和所用导丝的特性，CTO 病变入口的导丝操作各不相同。目前，头端负荷较轻、聚合物护套型和亲水涂层的锥形头端导丝常作为前向技术的首选导丝。

笔者通常在导丝头端 1mm 处制作第 1 个 45°左右的弯曲，如果到达 CTO 入口的血管没有明显迂曲，一般在 5 ～ 6mm 处制作第 2 个小的弯曲。然而，如果第 2 弯曲太靠近第 1 弯曲，则会形成一个大的弯曲，这样在进入 CTO 病变入口前就容易出现打折缠绕，有时还会损伤血管，操作时需要特别注意。

若造影时确认存在 CTO 病变微通道，或高度怀疑存在微通道，可以轻轻旋转导丝使其滑进 CTO 病变闭塞段（图 4-12）。

若判断 CTO 病变段为疏松软组织，即使没有明显的微通道，也可以使用 XT-R 导丝进行尝试，即所谓的疏松组织寻径技术。

如果 XT-R 系列导丝无法进入 CTO 病变入口，可升级头端负荷更大的导丝。一般可以考虑使用 Gaia 系列导丝，笔者常按照以下顺序升级导丝，即 Gaia 1 → Gaia 2 → Conquest Pro 9g。基本上都使用亲水涂层和锥形头端的导丝，同时具有较好的触觉反馈，如果导丝头端负荷较大，进入内膜下甚至穿孔的概率也会大大增加。若 CTO 病变入口较为迂曲，Gaia 系列导丝误入内膜下的风险会大大增加。此时，可考虑使用非锥形头端的导丝，如 UILTIMATE bros 3。

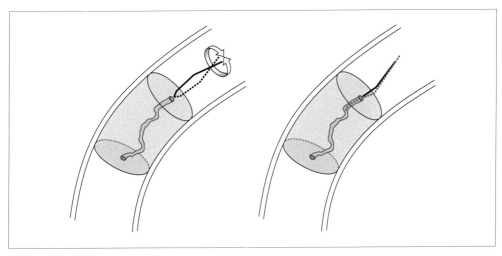

图 4-12　微通道寻径技术
推测可能存在微通道或病变入口组织比较松软的情况时，可以使用头端负荷较轻、亲水涂层和锥形头端的导丝，尝试微通道寻径或疏松组织寻径技术。操控导丝轻轻触碰滑动进入微通道入口，然后向前推进，同时不损伤微通道。根据微通道形态可以轻轻旋转导丝前进，但是碰到阻力大时避免用力推送导丝

（2）刺（penetration）和钻（drilling）：刺，即以最低程度的扭矩力量控制导丝头端方向，不要旋转导丝，向前刺入或推送导丝的方法，而旋转导丝，像拧入一样向前推送的方法称为钻（drilling）。一般情况下，头端负荷较轻的导丝穿透力弱，需要旋转使用的情况较多。对于没有明显微通道的疏松软组织 CTO 病变，可以旋转导丝头端第一弯通过钻刺入 CTO 病变入口。

如果 CTO 病变入口较硬，即使使用头端负荷较大的导丝和较大的扭矩，也无法刺入 CTO 病变入口。若此时加上钻，利用导丝第一弯旋转向前推送，会容易进入较硬的 CTO 病变入口疏松的内膜下组织。因此，固定导丝于 CTO 病变入口处，调整导丝头端方向轻轻推送很容易重回真腔（图 4-13）。

既往常使用非锥形头端非聚合物护套型导丝如 Miracle 系列，进入 CTO 病变入口，该导丝如不进行一定程度的旋转根本无法向前推进。这是因为，即便是有微通道的 CTO 病变，其通道直径通常也小于导丝直径（0.014in），因此在现代 CTO 病变治疗中，常使用锥形头端和多聚膜护套型导丝作为进入 CTO 病变入口的首选导丝。

（3）CTO 病变内的导丝操作：导丝通过 CTO 病变入口后，后续需要根据造影提供的冠状动脉走行推送导丝前进。如果图像判断错误，导丝通过的成功率自然也

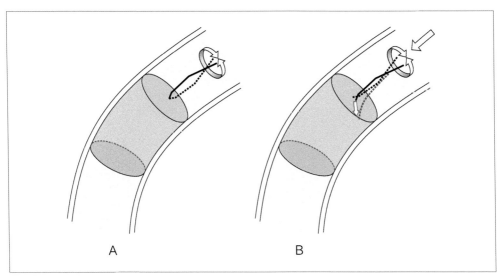

图 4-13　CTO 病变入口不明且较硬时的导丝操作

使用头端负荷稍大的 Gaia 1 导丝探寻 CTO 病变入口的着陆点，导丝头端在 CTO 病变入口固定（A），必要时使用钻刺破纤维帽。旋转导丝第一个弯利用钻向前推送，导丝容易进入更为疏松的内膜下组织（B）；若能顺利通过 CTO 病变入口，记录导丝路径图像。此时，若 CTO 病变组织较为松软，只需要最低限度扭矩导丝并控制方向向前推送即可。若病变较硬，可使用钻克服血管摩擦阻力前进。一般来说，头端负荷较大的导丝穿透力也较强，除非要通过坚硬的病变，使用亲水涂层导丝时尽量避免暴力推送

就下降，因此，深刻理解术前和术中造影时的血管走行显得非常重要。导丝的基本操作包括旋转、推送和回撤。可以使用上述三种操作修正导丝走行，并综合利用刺和钻使导丝通过 CTO 病变到达远端。实际上，在闭塞段长且坚硬的 CTO 病变，即使使用 Gaia 系列或 Conquest 系列导丝，若不利用钻，导丝是很难向前推进的。这是由于导丝在病变内摩擦阻力增加，不钻导丝根本无法前进。虽然最理想的状态是导丝全程走行在真腔，然而实际上，从真腔误入假腔的情况屡见不鲜，此外，还有可能从入口直接误入假腔，因此在这些情况下，都要不断地调整导丝。

　　需要注意的是，导丝误入假腔的情况并不罕见。行前向技术时，导丝误入假腔后要小心地使用钻以避免使假腔进一步扩大（图 4-14）。

　　因此，在使用头端负荷较大的导丝进行钻操作时，应仅限于若不使用该导丝无法向前通过的病变。

　　利用钻在病变内前进时，导丝有时会被卡住而无法拔出。如果沿同一方向旋转导丝连续钻行，导丝容易被卡住。因此，要先确认导丝头端的运动状态，结合

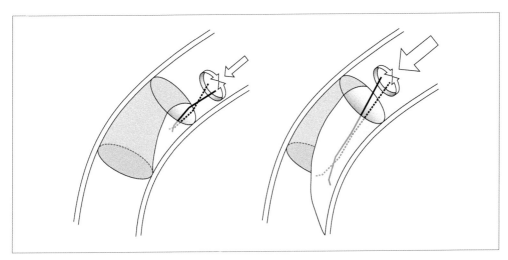

图 4-14　钻行技术致假腔扩大
在导丝误入内膜下的情况下继续使用钻，导致假腔扩大而真腔被压缩，加上不了解分支供应的 CTO 病变远端血管情况，此时前向技术通过导丝的成功率很低

顺时针和逆时针旋转导丝前进。手上旋转而导丝头端不动时，此时需稍稍回撤导丝以确认其是否被卡住。

当 CTO 病变远端血管有分支供应时，导丝进入 CTO 病变远端之前，应进行多角度造影（必要时旋转造影），以确认导丝走行于真腔。而真腔中通过的导丝在 CTO 病变远端潜入内膜下的情况也时有发生。即使判断导丝走行几乎是正确的，但在 CTO 病变远端导丝出现移位时，也不必一味坚持调整导丝方向，而应尽早考虑平行导丝技术或逆向技术。

（4）误入内膜下时导丝操作方法：前向技术导丝误入内膜下时，尤其是无法进行逆向操作时，应尽早启动平行导丝技术。平行导丝技术即留置第 1 根错误走行的导丝在原位作为参照和标记，调整第 2 根导丝的进入方向，使第 2 根导丝很难再从同一空腔进入。内膜下空间被周围粥样斑块所包绕，有时导丝呈螺旋形前进。而硬导丝尽管容易通过 CTO 病变，但即便到达 CTO 病变远端，其头端也不能自由移动，从造影上看，越过血管外径进入内膜下的概率也较高。对于闭塞段长的 CTO 病变，尽管近端导丝走行较为理想，但仍然无法从 CTO 病变远端回到真腔，此时可考虑使用 Crusade 或 Sasuke 双腔微导管辅助下尝试平行导丝技术。长的 CTO 病变，第 2 根导丝常走行于不同的路径，若使用基于双腔微导管的平行导丝技术，第 2 根导丝可以沿着相同路径前进，为手术节约时间。

若导丝按照最初的造影图像需要迂曲前进，则提示偏离血管（某些情况偏离 CTO 病变入口）。这种情况下，在 CTO 病变远端进行导丝操作是很难重回真腔的。第 1 根导丝走行曲线不自然时，常提示走入内膜下，此时可尝试更换头端负荷较大的导丝通过真腔。此时，导丝头端第二弯制作稍微大一些，在所谓的结合点进行刺透操作。当第 1 根导丝误入内膜下位置不明时，可以考虑使用 IVUS 评估重回真腔的进入点，并在 IVUS 的指导下操控导丝。这时，从扩大的假腔重回真腔的概率不高，使用 IVUS 评估内膜下进入点，再次尝试导丝重回真腔。然而，使用导丝引导 IVUS 至假腔，必须有足够大的假腔可以插入 IVUS，只有在假腔已经扩大且前向导丝能够固定的情况下才能使用，对于小血管是最后的备选方案。

（5）CTO 病变远端的导丝操作方法：导丝越过 CTO 病变进入远端真腔后，血管壁的阻力消失，若使用 Conquest Pro 等亲水涂层头端负荷较大的导丝，即便走入内膜下也没有摩擦阻力，因此需要特别注意。对于长且硬的 CTO 病变，有时尽管导丝已经进入远端血管真腔，却会因为病变内的摩擦阻力较大而术者无法明显感觉到导丝进入真腔。在这种情况下，若没有在内膜下前行，术者手上导丝的扭矩可以直接传递到导丝头端，根据导丝头端的活动度可以判断导丝是否已经进入血管远端真腔。确认使用最低程度的扭矩即可使导丝头端联动，保证导丝已经越过 CTO 病变且不会造成夹层的情况下，小心地向前推送导丝。有时即使可以清楚看到导丝超出 CTO 病变远端，若导丝仍呈弯曲状，则进入内膜下的可能性仍很高。若发现微导管已经越过 CTO 病变还可以继续前行，此时应交换常规的软导丝，以确认真腔。此时，尽量避免简单的微导管头端造影。如果因为造影剂使假腔进一步扩大，再正向进入导丝到达远端真腔的概率就会大大降低。

2. 前向技术治疗 CTO 病变的导丝操作实例　利用分支技术（side branch technique）通过导丝。

大的分支在 CTO 病变远端时，若导丝可以通过分支，则对分支进行球囊预扩张，此时导丝有时容易通过主支。然而，另外也有可能出现分支扩张后，主支导丝很难再通过的情况。因此，分支技术是最后的选择策略。图 4-15 所示的是使用分支技术有效的病例，对分支行球囊扩张后导丝通过主支仍有困难，此时在分支正上方置入支架，导丝再入真腔的概率大大增加。

在这种情况下，通常会选用 SION、XT-R 等头端负荷较小的导丝，这类导丝容易通过真腔而避免假腔形成。然而，若分支部附近存在钙化病变，则会因为分支球囊扩张而导致分支部主支侧钙化斑块移位，此时，即使使用 Conquest Pro 的硬质导丝也难以通过病变。

以上概括了 CTO 病变前向技术的导丝操作方法。CTO 病变形态复杂多样，

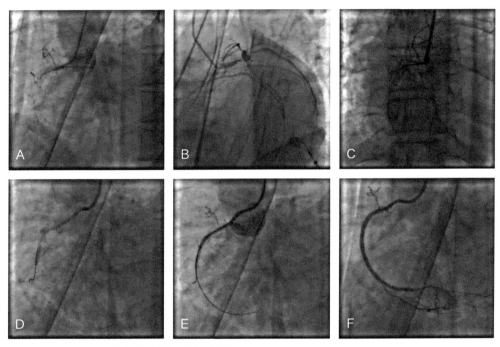

图 4-15 利用分支技术成功通过导丝 1 例

A．右冠状动脉（RCA）开口正下方 CTO 病变；B．左主干（LMT）分叉处瘤样扩张伴重度狭窄；C．患者存在心功能不全，左心室射血分数（LVEF）约为 30%，冠状动脉旁路移植术（CABG）是最佳选择，但是因心功能不全无法实施，因此在主动脉球囊反搏（IABP）的支持下对 RCA 行 PCI；D．导丝难以通过 CTO 病变到达远端，改为走向圆锥支，从 RCA 开口处到圆锥支行球囊扩张。然而，导丝仍然难以通过 RCA 主干，因此在圆锥支正上方置入支架；E．在 Corsair 支持下改用 XT-R 导丝，成功通过 CTO 病变部位；F．最终造影结果

秘传技巧

处理类似图 4-15 这样的心功能不全患者，CTO 病变术中假腔扩大，分支循环的血流减少，可能造成血流动力学紊乱。左主干严重狭窄，留置指引导管对侧造影可能造成血流动力学紊乱。因此，仅在必要时行造影导管的对侧造影。然而，假如必要时对左主干病变行紧急 PCI，若指引导管不影响左主干病变，此时可以考虑使用指引导管行对侧造影。小血管病变使用前向分支技术，在分支球囊扩张后导丝将很难进入主干真腔。对于以上这个病例，在分支分叉的正上方置入支架，使得圆锥支和主干分叉处的空间扩大，避免夹层产生，最终成功操控导丝进入远端真腔。

其治疗难度因术者的技术水平而有所不同。希望通过此文能帮助刚开始学习 CTO 病变治疗的年轻医师，为其今后的 CTO 病变治疗打下基础。

二、锥形头端导丝

通常用于 PCI 的导丝外径包括头端部分，均为 0.014in。另外，许多锥形头端（即头端在 0.014in 以下）的导丝也已经上市，包括 XT 系列、WIZARD 系列、Conquest 系列、Progress 系列、Abyss 系列及 Gaia 系列等。前两种为锥形头亲水涂层导丝，其他几种则主要是 CTO 病变所用的硬质穿通导丝。下面将重点介绍锥形头端亲水涂层导丝。

1. 锥形头亲水涂层指引导丝的特征 XT 系列（XT-R、XT-A、X-treme）及 WIZARD 系列（WIZARD78、WIZARD1、WIZARD3）导丝的头端为直径小于 0.010in 的锥形结构，不仅如此，导丝头端涂层也做得非常好。XT 系列是塑料导丝构造，而 WIZARD 则使用了特殊的涂层，因而具有良好的滑动性能。此外，尽管 0.010in 的 eel Slender 导丝不是严格意义上的锥形导丝，但与 WIZARD 系列拥有同样的特征。这些导丝具有穿通 CTO 病变的潜力，尽管其头端负荷低于 3g。也就是说，其具备 CTO 病变微通道或疏松组织寻径的能力。研究表明，CTO 病变内存在微通道，即便冠状动脉造影显示为完全闭塞，从组织学上看，很多病变仍存在内腔。微通道实际上就是在机化血栓内形成的新生血管通道（neovascular channel）和滋养血管（vasa vasorum）基础上产生的微小血管，能到达血管外膜、中膜和内膜斑块，其内径最大可达 250μm 以上。头端直径在 250μm 以下的锥形亲水涂层导丝或可沿着微通道通过 CTO 病变。

2. 微通道造影 尽管从造影导管或指引导管注入造影剂无法对微通道进行显影，若选用微导管在 CTO 病变入口附近造影，也可清楚显示微通道，称为微通道造影（microchannelography，McG）。笔者研究了微通道造影所见的图像（图 4-16）与锥形亲水涂层导丝（包括 0.010in 导丝）通过成功率的相关性，发现几乎不显影的微通道（McG 0 级），锥形亲水涂层指引导丝的通过成功率为 11.1%；而在微通道能够显影的病变（McG 1、2 级），即使只有少量显影，实际也有 94.7% 的病变能够通过锥形亲水涂层导丝。这一临床数据也表明组织病理学的检查结果是正确的。

根据微通道造影可以分为三类：

- 0 级：无可辨认的微通道
- 1 级：仅在 CTO 病变近端部分存在微通道
- 2 级：CTO 病变全程存在连续性微通道

McG 2 级

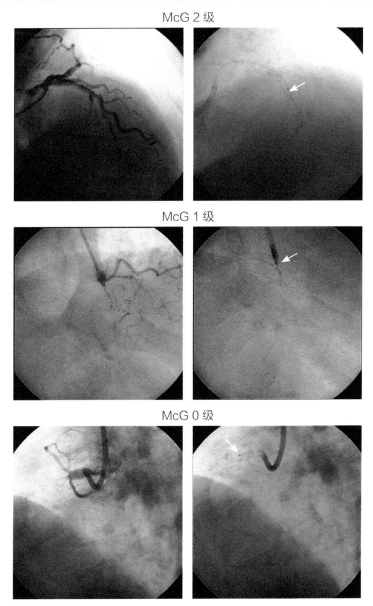

McG 1 级

McG 0 级

图 4-16　微通道造影分级
箭头所示为微导管头端

秘传技巧

术者应该掌握锥形亲水涂层导丝的使用技巧。其操作方法主要是旋转以抵抗病变摩擦力，不要用力推送。若 CTO 病变内存在疏松组织，这样操作导丝自然就会向前推进。之后判断导丝的前进方向，如果是朝着远端真腔，则继续该操作；如果不是，则稍微回撤导丝，再次重复同样的操作并观察导丝的移动，导丝能否最终到达远端真腔是处理病变的关键。即便导丝通过病变，但是进入了假腔，手术还是以失败告终。如果术者可以控制，就要试图阻止导丝沿着错误的方向前进。

导丝操作方法因术者个人喜好和操作习惯而各不相同，本部分所述内容也有很多是作者的主观看法，因此希望读者在参考时能考虑到这点。

三、Gaia 系列导丝

Gaia 系列导丝是为 CTO 病变设计的，原则上在闭塞病变内操作使用，在第 1 章已经介绍了它的构造。下面将针对 CTO 病变前向技术重点介绍其使用方法。

1. Gaia 系列导丝的设计理念　在介绍 Gaia 系列导丝操作方法之前，首先需要理解 CTO 病变导丝的操控原理及其对应的 Gaia 系列导丝设计理念。CTO 病变最重要的特征是导丝周围充满斑块组织，操控导丝必然受到周围组织反作用力的对抗。直接推送导丝由于前端遇到阻力会使导丝头端变形和移位，导致导丝前进轨道发生变化，称为偏向（图 4-17）。Gaia 系列导丝的设计理念就是追求在闭塞病变内能够控制导丝的偏向性能。也就是说，该导丝旨在拥有能沿着预定方向继续前进的优秀扭矩性能，还在头端加入了小的预塑形，以实现精细的导丝轨道变化；同时，它还有追踪轨道变化时的兼具柔软性和穿透力的特点。因此，Gaia 系列导丝的理念就是控制偏向和引导导丝沿着预定轨道前进，即主动控制。然而，如果导丝周围已经形成空间使其不发生偏向，Gaia 系列导丝的特性也就得不到发挥了。

2. 适用于 Gaia 系列导丝的病变　Gaia 系列导丝的主要特性就是在病变内可以按预期方向前进，因此，主要适应于可以事先预判闭塞血管走行的病变。通过造影、CT 或 IVUS 检查确认闭塞段近端，闭塞段内无重度迂曲且可以推测血管的走行，而远端真腔可以通过造影确认，则为适合用 Gaia 系列导丝的病变。

Gaia 系列导丝与其他导丝联合使用的正确方法为，如果入口为锥形且存在微通道，最好先尝试锥形导丝。Gaia 导丝穿透力太强，有时即使好不容易进入通道

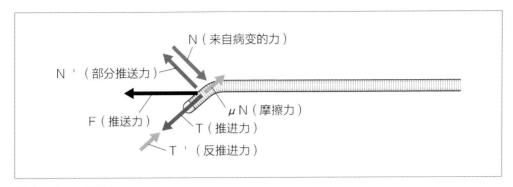

图 4-17　头端偏向

① 推送导丝沿长轴方向产生推送力（F）

② 与推送力（F）相对，导丝的头端弯曲处受到来自闭塞病变的阻力〔来自病变的力（N）〕

③ 推送力（F）可分解为沿着前端弯曲处的部分推送力 N'和推送力（T）

④ N=N'相互抵消，结果导致推送力（F）受到来自闭塞病变力的作用沿着推送力方向偏移，从而使导丝沿着推送力（T）的方向前进

⑤ 推送力（T）是由与之相对的反作用力 T'，和来自病变的力（N）所产生的与导丝表面的摩擦力 μN 的总和所决定的

⑥ 导丝前进的角度发生变化致导丝的轨道会慢慢弯曲，若导丝头端较硬则无法追踪这一轨道的弯曲

也可能会自己偏离而进入新的通道，尤其在严重迂曲的病变中，Gaia 导丝很难寻径获得成功。然而，如果使用锥形导丝暴力操作会分割疏松组织并产生较大空间，为之后 Gaia 导丝的控制带来不便，因此禁止过度操作。而在非常短的病变中，若方向明确，即使是在疏松病变组织，也应该从 Gaia 系列导丝开始操作。此外，逆向技术使得无法预测血管走行的长病变也可以进行 PCI，但是在这种血管走行无法判断的情况下，使用 Gaia 系列导丝有时会导致导丝穿出血管外，因此最好不要使用 Gaia 系列导丝。

　　3. Gaia 系列导丝的使用方法　首先，使用 Gaia 系列导丝时必须先造影确认导丝的前进路线。如果闭塞病变的入口为齐头闭塞且入口不清，应尽可能术前使用 CT 或 IVUS 检查以明确病变入口。利用 CT 等手段可以看到血管哪些部位（方向）有钙化，最好能根据透视影像，确定导丝从钙化病变的哪一侧、通过多长距离效果最好。还可进一步对闭塞部位的远端行对侧造影，或通过分支血管行微导管选择性造影等，以更好地显示远端血管情况，从而利于导丝操作。

　　为了利用 Gaia 导丝的扭矩性能，应尽可能在使用时不制作头端第二个弯。因此，必须配合微导管使用，即先用其他导丝将微导管引导至病变的正前方。如闭塞前存在分支且进入闭塞部位的角度较好，则应积极地使用双腔微导管。有时即使采取了这些措施也无法进入闭塞段，此时可以考虑头端制作第二个弯。此外，除了扭矩性能外，Gaia 系列导丝还十分重视柔软性。如图 4-18 所示，分支入口处闭塞且闭塞近端部位存在自由空间，如导丝的刚性不足则无法进入闭塞病变，反而会朝着另一分支的方向弯曲并脱出。Gaia 系列导丝如 Gaia2、3，其头端刚性也逐渐增加，若仍无法通过，可选用 Conquest 系列、拥有较粗核心的 Miracle 系列导丝在近端穿刺进入病变，并将微导管引导进入闭塞处，之后再在此处交换 Gaia 系列导丝进行后续操作。

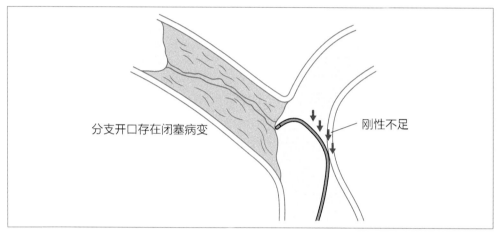

分支开口存在闭塞病变

刚性不足

图 4-18　导丝无法进入闭塞病变
尽管利用病变对侧血管壁作为支撑，但导丝弯曲脱出至另一分支，因此很难进入靶血管

关于导丝的操作，可利用前述的偏向来控制导丝。因此，操作前十分重要的是注意不要形成不必要的假腔。进入病变部位后，利用导丝旋转来改变方向，方向决定后再小心地推送导丝。至少要在接近垂直的两个角度确认导丝的头端位置和方向，确定正确后才可以来回 180° 以内（顺时针或逆时针）旋转导丝向前推进。如图 4-19 所示，该病例是导丝沿顺时针方向转动，如果逆时针转动，就会导致导丝的移动范围变大，并很难调整角度，还会增加形成不必要的假腔风险，因而不利于操作。对于旋转导丝的操作来说，即使使用了扭矩性能非常好的 Gaia 系列导丝，在闭塞病变内操作反馈也不是 1∶1 完全匹配的，因此没必要旋转 1 圈以上，要避免这样粗糙的操作。推动导丝时如果导丝头端变形的话，应先停止操作。由于组织较硬，导丝头端穿透力不足，在局部导丝打弯，这样既不能向目标方向前进，又容易造成局部假腔扩大，使之后的操作变得困难。因此，这种情况下最好立即停止推送导丝（图 4-20）。

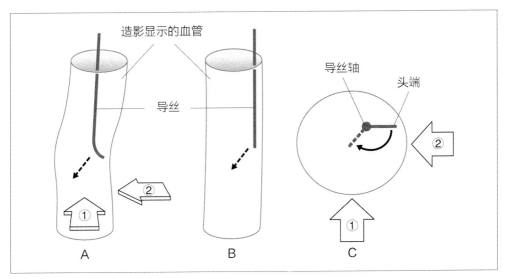

图 4-19　透视下导丝头端方向的调整方法
正面透视图 A（从①方向看），右侧垂直角度（从②方向看）透视图 B。以导丝前端部位为上面（从导丝近侧端看）所见图像为 C。导丝前进的方向为 A 和 B 中的虚线方向，因此导丝的头端弯曲要朝着这一方向旋转。如图 C 所示，要将导丝头端顺时针旋转 135°左右

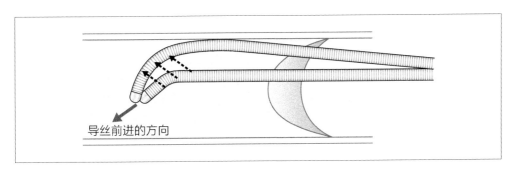

图 4-20　弯曲导丝的移动
导丝发生弯曲时，无法沿着箭头所指的预定方向前进，而是朝虚线所指方向弯曲后分割组织以形成腔隙

　　此外，对于支架内闭塞的病变，其血管走行可根据支架清晰地进行判断，因此可以放心使用硬质导丝。然而，Gaia 系列导丝头端也很容易被支架钢梁卡住，因此在这些情况下，更适合选择 ULTIMATE bros3 或 Miracle 系列等钝头导丝。

　　以上阐述了 Gaia 系列导丝的选择和操作要点，其基本操作要点和其他硬质系列导丝有雷同的地方。尽管实际临床操作有时并不是完全按照理论知识就可以完成的，但理解其基本原理和 Gaia 系列导丝的特性，并在此基础上加以灵活使用还是非常重要的。

秘传技巧

（1）灵活使用 Gaia 系列导丝的特性来合理控制偏向，注意操作时不要在导丝周围形成不必要的腔隙。

（2）千万不要来回旋转 Gaia 系列导丝，确定方向后再旋转导丝，导丝发生弯曲时不要强行推送，可考虑升级导丝。

（3）分叉病变入口闭塞，当侧向硬度不足时，可考虑使用 Miracle 或 Conquest 系列导丝。

四、Conquest 导丝

近年来 CTO 导丝发展迅速，与既往没有锥形导丝年代相比，现在 Conquest 导丝使用机会有所减少，然而作为术者，如何运用如此高穿透性导丝是 CTO 病变治疗的关键。目前市面上有通过性较好的微导管或探查导管，如何进行导丝升级或降级，笔者也在实践中探索并灵活运用。

1. Conquest 导丝使用的适宜条件　什么情况下使用 Conquest 导丝最好呢？下文简单描述了适合采用 Conquest 导丝的病变特征和使用条件。符合的条件越多，使用效果就越好。

（1）钙化并能够辩清血管走行的病变（支架内闭塞首选 Conquest 导丝）。

（2）迂曲较少和走行较直的病变。

（3）平行导丝技术的第二选择导丝。

（4）CTO 出口部位比较好的病变。

（5）使用其他的导丝无法穿通的病变。

2. Conquest 导丝操作法　和其他导丝相比，这一导丝的头端就像针尖一样。使用 Conquest 导丝时，最重要的就是绝对不要用很大的力量操作。根据参与这一导丝开发的光藤和明先生所述，进行 Conquest 导丝的操作要像抓取一根鸟的羽毛一样非常精细的操作。使用 Conquest 导丝时，如果不经意用了过大的力气，容易往前钻，从而导致导丝朝血管外穿孔（作为平行导丝技术的第二选择导丝，使用时不要有类似过度的操作）。

（1）处理 CTO 病变 Conquest 导丝头端的弯曲塑形：Conquest 导丝不像 Gaia 系列导丝那样头端有预塑形 Conquest 导丝头端的正确塑形是成功通过 CTO 病变的关键。通常情况下，利用导引钢针在其头端 2mm 以内折出 30°～ 45°锐利的弯曲（图 4-21A）。这样既方便导丝进入 CTO 病变中坚硬的内部，还能帮助修正导丝前进方向，在长的 CTO 病变内前进时，更需要记住并维持这一形状。因此，如果制作时不太注意，术中导丝容易拉直，也就达不到修正方向的目的。从导引钢针中伸出导丝头端时，需要固定在一个地方，并用力控制其角度。

（2）Conquest 导丝头端的第二个弯塑形：在处理 CTO 病变时，导丝第二个弯曲很重要，其理由有以下几点：首先，Conquest 导丝必须以适宜的角度对着 CTO 病变的入口处，第 1 穿刺点是否在入口点刺入决定了后续手术的方向。其次，当使用软导丝通过迂曲血管时，必须对其头端进行弯曲塑形；同样，针对 CTO 病变的导丝也需要一定程度的弯曲塑形才能通过病变（当然增加弯曲塑形的同时其穿透力会相应减弱，为了防止碰到坚硬病变被反弹，最小限度的第二个弯塑形还是有必要的）。塑形的方法也很重要，像第一个弯那样在导引钢针前端弯折成曲线，与第一弯曲相比要减弱弯曲的力量，在第二个弯处，同样使用导引钢针形成这样的形状（图 4-21B）。

使用较弱的力量制作的第二个弯使导丝在进入 CTO 病变时几乎呈直线，因此，即使弯曲的形状较大，扩大假腔的危险也会减少。另外，即使是像 Conquest 导丝这样的硬质指引导丝，有了第二个弯便可以在 CTO 病变内推送导丝时创造一个使导丝偏向的机会。

（3）操作图像：Conquest 导丝的优势在于其前进方向上的穿透力，因此很多人容易认为它弯曲后会无法使用，然而一旦在操作中意识到，便会意外地开始使用它。就像开车一样，在弯曲的道路上行驶时，也是要沿道路中心寻径通过，而不是像 F1 赛车那样直线通过。当然，无论用什么方法，最终目的都是使导丝成功通过病变斑块（图 4-21C）。

秘传技巧

为了能够寻径，对类似 Conquest 这样的导丝即使不能做锐角塑形，也可以轻轻塑形头端以增加其血管寻径能力。因此，当进行方向校正时，只要轻微回撤导丝，然后修正前进方向寻径即可。

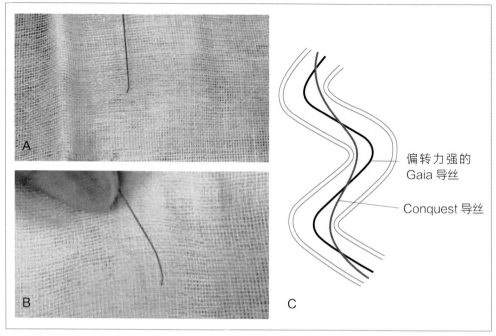

图 4-21   指引导丝塑形的操作图像

3. 病例   以下为近期使用 Conquest Pro 导丝治疗有效的病例。

（1）病例 1：该病例为左前降支（LAD）第 1 代药物洗脱支架（DES）置入后晚期支架内闭塞病例（图 4-22A）。DES 的闭塞病变是机化血栓参与的病变，与裸金属支架（bare metal stent, BMS）的闭塞病变相比，其闭塞段多为质地较硬的组织，个人认为是运用 Conquest 导丝非常有效的病变。

【前向技术操作过程】

• GC：7F SC4.0 HYPERION。

• 对侧造影：5F AL1.0（考虑到手术时间和辐射量，若右冠状动脉近段部位没有病变，则多使用 4F 或 5F 的 AL）。

针对这一病例，首选 Conquest Pro 9g 导丝在 Corsair 支持下小心地行支架内寻径，同时旋转造影以确认导丝走行（图 4-22B）。之后，将 Conquest Pro 导丝推进至闭塞部出口附近，在不移动导丝的情况下尽可能小心地向前推进 Corsair，降级为 Gaia 1st 导丝。根据造影图像穿通远端纤维帽，并沿着较大的对角支方向通过（图 4-22C）。推送 Corsair 并交换为软导丝，IVUS 检查后交换为 Sasuke 双腔微导管，第 2 根导丝很容易通过 LAD 主支。最后，置入 2 枚支架，再行对吻球囊技术（图 4-22D）。

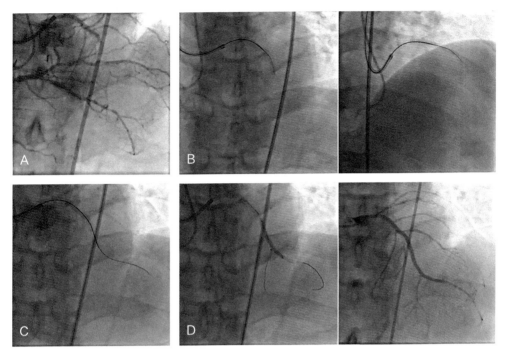

图 4-22　病例 1

A．AP cranial 位：左右冠状动脉同时造影并显示支架远端，可见 LAD 主支本身并不大；B．旋转造影确认支架走行，并在支架内寻径；C．推进 Corsair 后，在支架远端交换 Gaia 1ˢᵗ，穿通远端纤维帽，Gaia 1ˢᵗ 成功进入大的对角支；D．IVUS 检查显示血管管径较大，角支供血区域较大，因此 LAD-D 置入 2 枚 2.25mm×28mm，2.5mm×28mm XIENCE 支架，最后行对吻球囊术

（2）病例 2（图 4-23）：右冠状动脉近段完全闭塞，断端为齐头闭塞，靠近闭塞部位有 2 根分支，并有多个桥侧支（图 4-23A）。患者为高龄三支血管病变，左冠状动脉发出左回旋支后通过迂曲的心外膜分支给右冠状动脉提供分支，LAD 穿隔支分支不明显，同时 LAD 近段存在重度狭窄。因此，只能考虑前向技术（图 4-23B）。

【前向技术操作过程】

● GC：7F SAL1.0 HYPERION。

● 对侧造影：5F JL4。

首先从 CTO 病变近侧 2 根分支处开始尝试行 IVUS 检查，根据斑块声影无法明确 CTO 病变近段入口。对于这样的病变，近段穿刺点的确定只能依赖于手感和预期的方向性。因此，若逆向可行的话，也是不错的选择。首先在 2 根分支血管内送入软导丝，利用锚定球囊和 Sasuke 双腔微导管支持下从 Gaia 1ˢᵗ 导丝开始尝试，然而，导丝被 CTO 病变断端周围组织反弹回来并发生扭转，因此迅速交换 Gaia

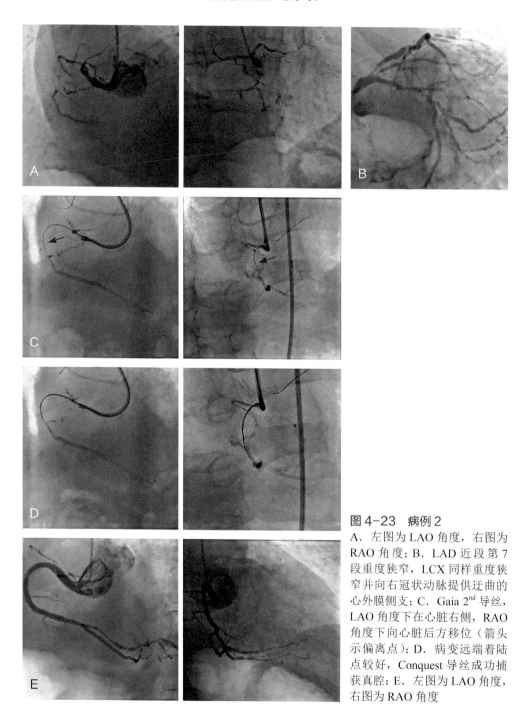

图 4-23　病例 2
A. 左图为 LAO 角度，右图为 RAO 角度；B. LAD 近段第 7 段重度狭窄，LCX 同样重度狭窄并向右冠状动脉提供迂曲的心外膜侧支；C. Gaia 2nd 导丝，LAO 角度下在心脏右侧，RAO 角度下向心脏后方移位（箭头示偏离点）；D. 病变远端着陆点较好，Conquest 导丝成功捕获真腔；E. 左图为 LAO 角度，右图为 RAO 角度

2nd 导丝。

这时具备穿透能力，但是穿透力不足，因而利用 KUSABI 球囊将 Sasuke 交换为 Caravel 微导管支持，依靠手感和双平面造影推送导丝前进，导丝误入假腔（图 4-23C）。紧接着，再次使用 KUSABI 球囊将 Caravel 交换为 Sasuke 支持，尝试 Conquest Pro 9g 导丝施行平行导丝技术。针对这个病例，在箭头所指示的偏离点使用穿透力更强的 Conquest Pro 9g 导丝调整方向，从偏离点稍近端，Gaia 2nd 导丝左侧即心脏左前方推进导丝，幸运地通过了病变（图 4-23D）。最终，在远段置入 2.75mm×33mm，3.55mm×88mm XIENCE 支架 2 枚，因桥侧支的血供较丰富，不得不从同侧进行造影，而入口部位血管却因造影产生了逆行夹层，因此，入口部置入 3.5mm×14mm BMX-J 支架覆盖，最终取得了良好结果（图 4-23E）。

五、平行导丝技术

平行导丝（PW）技术是正向 CTO-PCI 技术的一种，基于单导丝法的一种策略。将从以下方面阐述平行导丝技术的成功要点。

1. 指引导管支撑力　对于复杂病变，强支撑的指引导管是手术成功的保障之一。平行导丝技术就是以第 1 根导丝作为路标，尝试使用第 2 根导丝通过病变。如果指引导管支撑力不足，微导管或导丝操作时，第 1 根导丝容易移位。如果从近端脱出则不能作为路标，而如果进入远端则可能造成假腔、血肿或穿孔。因此，要想使整个系统稳定，指引导管的选择非常重要。

2. 对第 1 条导丝走行情况的把握　如果开始操作第 1 根导丝未按照目标进入远端真腔，可考虑选择平行导丝技术。此时，如果不掌握如何操控第 2 根导丝，就算使用平行导丝技术，成功率也不会很高。在没做 IVUS 检查之前，很难判断导丝是处于内膜还是内膜下，但根据第 1 根导丝的走行形态和头端位置，可大致判断第 1 根导丝的位置。一般情况下，导丝在内膜下时，造影示导丝走行多呈波浪曲线状（图 4-24A），而另外，当导丝在斑块内通过时，就算血管有弯曲，也可

秘传技巧

平行导丝技术仍是基于单导丝的操作技巧。如果形成大的壁内血肿，任何导丝都发挥不了作用！

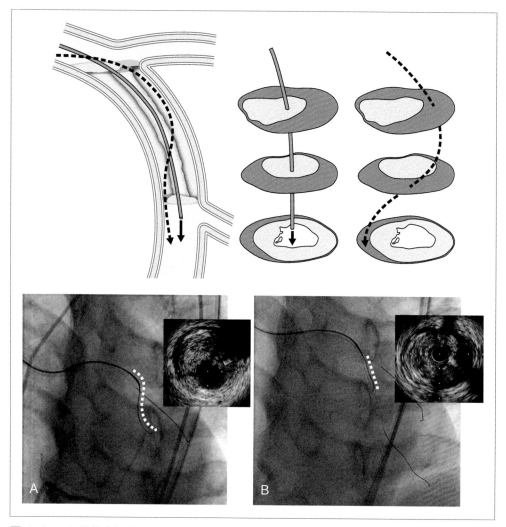

图 4-24   导丝的走行差异
A. 当导丝误入假腔时,造影显示多呈 S 形走行;B. 同一病变,在 IVUS 指导下重新选择进入真腔,造影显示导丝沿直线前进

能会被拉直（图 4-24B）。

3. 平行导丝技术的时机   在导丝头端周围空间较大时,导丝便无法发挥作用。在 CTO 病变内推送导丝,除了产生偏向外,还会发生弯曲和变形。若此时再旋转导丝,会在导丝头端产生更大的空隙。在 CTO 病变内,导丝头端存在空间时,其可移动度会变大。然而,为了改变导丝的偏向,需要更大的变形,由此在导丝周围进一步扩大腔隙,形成恶性循环（图 4-25）。因此,不管在任何情况下,旋转导

丝改变方向时都要小心操作。从组织学上来讲，CTO 病变由层状组织构成，对导丝的旋转会切割其分层，故容易产生新月形腔隙（图 4-26），因此，也容易形成中外膜血肿。

当导丝无法向远端推进，无法穿透远端纤维帽时，是改用平行导丝的最好时机。在这种情况下，为了预防导丝头端周围血肿的扩大，应尽可能地迅速改用平行导丝技术。

4. 微导管的选择

（1）将 2 根导丝分别放入各自微导管的情况

1）优点：① 能给予每条导丝相同的支撑力；② 翘翘板（Seesaw wire）技术容易对第 1 条导丝进行调整。

2）缺点：① 使用了 2 根微导管，若接近 CTO 病变近端部位存在弥漫性病变则容易引起缺血；② 各自的微导管没有固定时，第 1 条导丝头端位置容易移动。

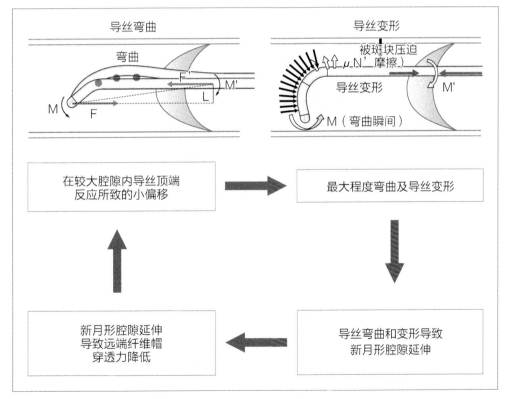

图 4-25　导丝周围形成假腔致恶性循环
导丝向前推送产生了弯曲和变形，由此在 CTO 病变内制造了一个假腔。为了改变导丝的方向需要更大的变形，因此导致导丝周围假腔进一步扩大

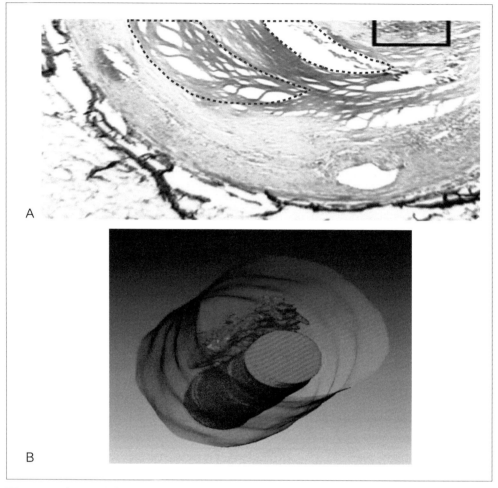

图 4-26　新月形腔隙
A．CTO 病变的组织图，红色虚线圈住的部分为其层状构造，因导丝的旋转而产生新月形腔隙；
B．3D-IVUS 图像显示的新月形腔隙（蓝色部分）

（2）使用双腔微导管时的情况

1）优点：① 容易保持 2 根导丝的同轴性；② 若导管插入病变内并固定，可给予 2 根导丝良好的支持。

2）缺点：① 因为近端有第 2 个导丝出口，对导丝的支撑力会变弱；② 更换第 1 根导丝变得烦琐复杂（需要拔除双腔微导管）；③ 如导管头端不能插入至 CTO 病变内，系统的稳定性很难维持。

目前，国内可以使用的双腔导管有 Crusade 和 Sasuke，其中 Sasuke 不论在通过性还是导丝的操控性方面都更强。如前文所述，两种微导管从导管头端到第 2

根导丝穿出点的距离有所不同，因此导丝的操控也有所不同（图 4-27）。

5. 第 2 根导丝的选择和操作

（1）前进轨道的选择：若第 1 根导丝沿着垂直方向朝远端真腔前进，距远端纤维帽近时，可以遵循同一条轨道，以能穿透纤维帽为佳。在这种情况下，使用 Gaia 2nd 导丝和 Gaia 3rd 导丝效果较好。若导丝前进的方向和部位是明确的，使用 Gaia 系列导丝比其他的导丝能以更高效率到达目的位置。

如前文所说，第 1 根导丝如呈现曲线状走行，多数不在真腔，而是在内膜下，此时，需要从 CTO 病变近端修正方向。在这种情况下，需要选择头端负荷较大的导丝（Conquest Pro 或 Conquest Pro 12g）。有时尽管导丝头端位置固定，再探寻另一路径时，由于第 1 根导丝造成的假腔较大，平行导丝技术的成功率也会大大降低，此时如有逆向条件，则推荐逆向技术。如逆向也不行，可考虑在 IVUS 指导下再次尝试。

（2）第 2 根导丝的操作方法：导丝穿通远端纤维帽时，先通过旋转造影或双侧血管造影确认导丝的方向，再进行穿通操作。如前所述，因旋转会扩大血肿，故操作时需注意不要旋转导丝（图 4-28）。

6. 新一代导丝
作为 Gaia 系列导丝的改良版，Gaia Next 系列导丝的发售正

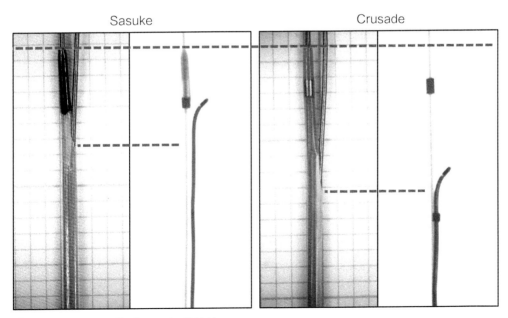

Sasuke　　　　　　　　　　　　Crusade

图 4-27　Sasuke 和 Crusade 的比较
与 Sasuke 相比，Crusade 微导管的导管头端与第 2 根导丝出口距离更大

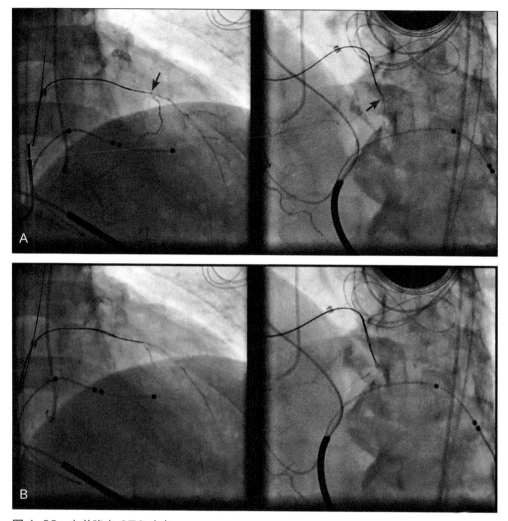

图 4-28　左前降支 CTO 病变

A. 在 RAO 30°　CRA 30°（左侧），第 1 根导丝与远端血管腔重叠，但是在 LAO 30°　CRA 30°（右侧），导丝偏向右侧；B. 第 2 根导丝使用 Gaia 3rd 导丝，LAO 30°　CRA 30° 导丝，在远端真腔的指引下成功到达远端

在计划之中。现行的 Gaia 系列导丝主要有 micro-cone tip、pre-shape 和 ACTONE（复合芯体）系统，可以在维持弹性的同时保持良好的穿通力和扭矩性能，是扭矩响应也很好的导丝。然而，导丝内芯的强度较弱，病变内过度旋转容易断裂（尤其是 Gaia 1st 导丝）。因此，Gaia Next 系列导丝头端的弹簧圈由单线绕成，该单线是由 7 条细导丝的编组线制成的，之后使用 7 根这样的编组线形成绳圈（图 4-29）。如果对导丝进行旋转操作，芯线会因绳圈而收紧并加强，故能预防断裂。同时，

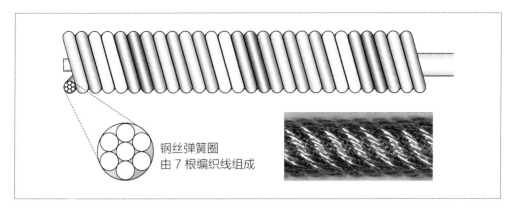

图 4-29　Gaia Next 的 XTRAND 弹簧圈
钢丝弹簧圈由 7 根细编织线组成

操作时扭矩力可能会上升，因此 Gaia Next 导丝是进行平行导丝技术时非常有用的器械。

平行导丝技术成功与否，与之前的导丝操作有很大的关系。导丝选择很重要，同时不要在导丝头端人为制造假腔，术中要认真思考和慎重操作。

六、3D 导丝法

即便有 15 年以上的 PCI 导丝操控经验，笔者在操控时仍会遇到感觉有些难以把控的情况。主要原因在于仅依据二维的造影图像来操控导丝，而没有顾及导丝实际所在三维空间的纵深方向。约 6 年前笔者开始认识到通过使用 Navifocus WR（泰尔茂）在三维空间中进行 3D 导丝操控的重要性。将这种操控方式应用于各种形态的病变之后，不管是 CTO 病变还是非全闭血管，都彻底摆脱了导丝难以把控的情况。3D 导丝操控法适用于 PCI 的所有导丝操作。接下来就为大家介绍一下如何通过两个投射体位进行 CTO PCI 的 3D 导丝操控。

1. 针对 CTO 病变的 3D 导丝操控法　对于能够行进于 CTO 病变内的硬导丝而言，大致上有两种操控方式。一种是旋转前进法，另一种是穿刺法。前者是将导丝旋转 0.5 ～ 3 圈，在头端部分没有大幅弯起的前提下，将静摩擦力转化为更小的动摩擦力，从而使导丝易于前进。一方面可以用于探寻病变中较软的通路，另一方面可以像钻头一样一边钻破斑块一边前进。当目标不明确或后者的穿刺法无法奏效时，可以采用这种操控方式。但问题在于虽然穿孔的风险低，但很难对导丝进行精准操控。此操作方法多适用于锥形软导丝，如 Gaia 1st 导丝及

ULTIMATE bros3 导丝。后者穿刺法是指将导丝转动幅度控制在顺时针或逆时针 45°～180°，不偏不倚地向目标推进的操作方式。此操作虽然不会使导丝前进方向出现偏差，但若是不明确把握前进目标的话会有穿孔的风险。因此，强烈推荐在下述 3D 导丝操控法的指导下进行。此操作法特别适用于 Conquest 系列导丝，若组织相对较软也可使用 Gaia 2nd 导丝或 Gaia 3rd 导丝。

用 CTO 硬导丝进行穿刺法操控时有两个必要条件，一是导丝操控性没有下降，二是有清晰可见的路标。所谓路标就是病变远端出口、CTO 内部钙化、支架，以及逆向导丝。

从这些路标中决定导丝前进的目标（① CTO 内的路径；② CTO 的出口；③逆向导丝)（图 4-30A、B）。此时就需要用 3D 导丝操控法来进行精准穿刺。具体而言，就是在脑中构建起导丝与目标的三维空间位置图，判断出正确的转动方向与转动角度，并精确地转动导丝，同时朝该方向进行推送的方法。图 4-30C 中概括了使用 3D 导丝操控法的优点。

2. 基于三维空间位置图的 3D 导丝操控法   三维空间位置图的构建有以下几种方式：①通过两个互成直角的投射体位；②将某个投射体位与 IVUS 图像相结合；③如果有短头、回撤式的操作，那么仅凭 IVUS 图像就可行。本书主要对方法①进行详细说明。首先有以下两点十分关键。其一,扭控器与导丝头端的转动一致性。对于非全闭血管的 PCI 也能通过 3D 导丝操控来解决（图 4-31A）。其二，可以从两个角度不同的投射体位实时地判断导丝转动的方向与角度（图 4-31B）。为构建导丝与目标的三维空间位置图，需要将导丝分为推送部分与头端，分别考虑其与目标的对应位置。但是，以 45° 为单位，头端与目标的相对位置（8 个方位）与朝向（8 个方向）构成 64 种模式。即使将这 64 种模式都熟记于心，手术中也不可能将所有精力都放在三维空间的构建上，况且冠状动脉方向还有上下左右之分，无法实时地为 PCI 手术提供参考。即便用旋转造影的方法，多次重复的话不仅消耗体力，还会增加射线照射及造影剂用量。

若想要在 PCI 术中简便地构建出不受血管走行影响的三维空间位置图，只需遵照下列三维空间位置法则：若对象物体（导丝的推送部分或头端）的位置与 X 线探测器转动方向一致的话，那么转动后对象物体在纵深度（Z 轴）上位于目标物体之前；反之，就在目标物体之后。这种方法最大的好处就在于可以不考虑冠状动脉的走行，并且在任何部位都能轻易地构建出导丝与目标的三维空间位置。具体方法在图 4-32 中论述。①首先将导丝分为推送部分（近端相对较直部分）与

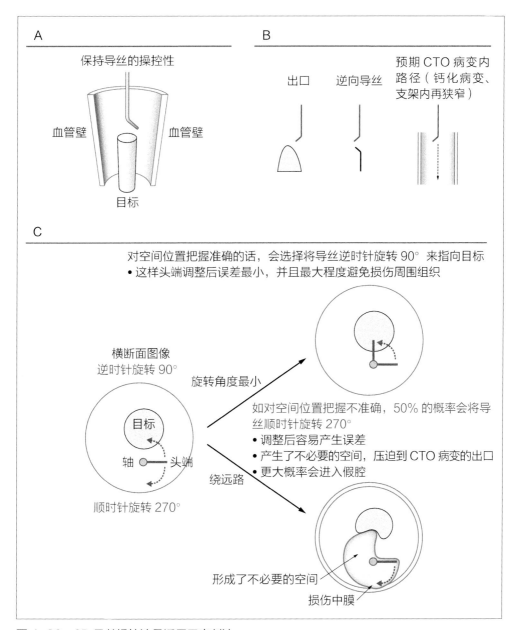

图 4-30　3D 导丝操控法最适用于穿刺法

A．3D 导丝操控法适用的病变类型：有清晰可见的路标、能够识别的目标（CTO 病变出口、逆向导丝、CTO 病变内的路径）；保证导丝的操控性。B．3D 导丝操控法的目标。C．3D 导丝操控法的优点

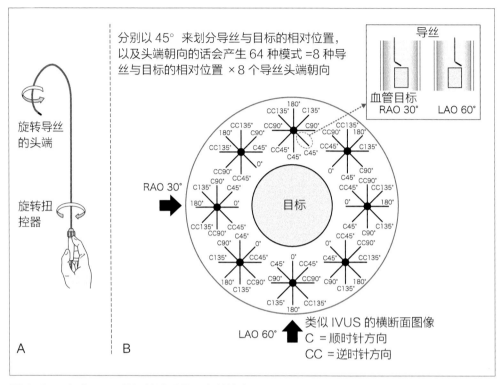

图 4-31   实践 3D 导丝操控法时的两个关键点

A．扭控器与导丝头端转动的一致性。由于导丝从入路经过主动脉弓进入冠状动脉时实际上打了个倒 U 形的弯，因此在很多情况下看上去导丝与扭控器的旋转方向是相反的；B．通过两个互成直角的投射方向，能够实时地判断导丝转动的方向及角度

头端（远端塑形部分）（图 4-32A）。②接着将显示器画面的上下左右与 X 线探测器的转动方向相对应（图 4-32B）。从 X 线探测器的角度看到的自然就是显示器上显示的造影画面。通俗地讲，就是将 X 线探测器想象成术者自己的脑袋。这样就能方便地将转动 X 线探测器的方向与画面的上下左右联系起来。③然后，运用上述三维空间位置法则构建三维空间位置图（图 4-32C）。通过导丝推送与目标的相对位置来判断改变投射体位后，两者在纵深方向（Z 轴）上的位置。依据推送部分与目标的相对位置可以判断 X 线探测器的转动是同向、正中还是反向。如图 4-32 所示，最初 RAO 30°时的造影可见导丝推送部分在目标的左侧位置。接下来想要从 LAO 60°（正好与 RAO 30°成直角）观察，就需要将 X 探测器向右转动（向画面右方移动）。即转动方向与导丝推送部分所在的左侧相反，根据上述的三维空间位置法则，调整投射体位为 LAO 60°的图像时，导丝推送部分就在目标的后方。头端也是这样，以显示画面的水平方向作参照来判断头端塑形弯度的起始点到最顶端这部分在画面

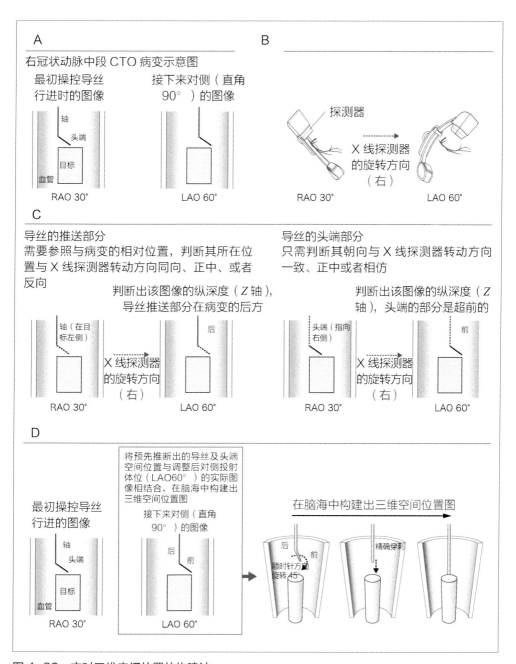

图 4-32　实时三维空间位置的构建法

A. 将导丝分为推送部分和头端两部分；B. 术者可以将 X 线探测器想象成自己的脑袋，从不同位置进行观察。此例中从最初的 RAO30° 向右移动调整到 LAO60°；C. 根据三维空间位置法则——在图像中如果对象（导丝推送部分或头端部分）所在位置与 X 线探测器转动的方向同侧，在调整之后的图像中就位于前方，反之则位于后方；D. 将预判的导丝及其头端的空间位置与调整角度后的实际画面相结合，就能构建出三维空间位置图中的纵深关系（Z 轴）。依据最初画面中导丝头端的方向可以判断 X 线探测器的转动是同向、正中还是反向。如图 4-32 所示，最初 RAO 30°时的导丝头端所指方向向右。接下来想要从 LAO 60°观察，就需要将 X 线探测器向右转动（向画面右方移动）。即转动方向与头端所指方向相同，这样在调整投射体位为 LAO 60°的图像中，头端所指方向就是向前。④仅需通过观察 LAO 60°的图像，将判断出的导丝推送部分所在位置与头端的朝向结合起来，就能在脑海中构建出三维空间位置图，从而可以精准地转动导丝，对目标进行定点穿刺（图 4-32D）。最后在脑海中构建三维空间位置图这一步，需要借助 64 方位模式图来训练。利用 64 方位模式图最关键的是判断出是要小幅还是大幅顺时针转动，而不必精确到转动多少度。

图 4-33 中对此再次进行了说明。在最初的造影画面中进行导丝操控，随后以直角 90°调整投射体位，在决定 X 线探测器转动方向的同时，就能预先判断出下一个造影画面中导丝与目标在三维空间中的纵深位置，这就是这种方式的优势所在。图 4-33 中决定将 X 线探测器往右侧移动。原本推送部分在左侧位置，头端向右，由于最初的画面中无法判断纵深位置，这样调整投射体位后出现的画面会有 9 种可能。但无论是其中哪一种，X 线探测器的转动方向与推送部分所在位置相反（反向），与头端所指方向相同（同向），这样根据上述法则就能判断出推送部分在目标后方，导丝头端指向前方。同理，如果 X 线探测器往左侧转动的话，得到的结果就是完全相反的。

如果能通过造影辨认血管壁的位置，就能以血管中央（或者其他可能通过的路径）为目标调整导丝头端的方向，尝试让导丝从正中通过（图 4-34）。通过多排螺旋 CT（MDCT）的分析结果，在表 4-1 中列举了在造影设备功能允许的情况下，各个冠状动脉互成 90°的投射体位。

表 4-1　PCI 手术中适用于各个冠状动脉互成 90°的投射体位

右冠状动脉		左冠状动脉	
第 1 段	LAO45°　～APCRA30°	第 6 段	RAO30°CRA45°　～RAO30°CAU45°
第 2 段	LAO45°　～RAO45°	第 7 段	CRA30°LAO45°　～CRA30°RAO45°
第 3 段近段	LAO45°CRA15°　～APCAU30°	第 11 段	LAO45°CRA45°　～LAO45°CAU45°
第 3 段远段	LAO 45°CRA 45°　～LAO 45°CAU 45°	第 13 段	CAU 30°LAO 45°　～CAU 30°RAO 45°

注：LAO，左前斜位；RAO，右前斜位；AP，前后位；CRA，头位；CAU，足位

3. 通过实验模型对 3D 导丝操控法进行验证　我们通过实验验证了三维空间位置法则是否对导丝操控具有实时指导意义，能否对距离扭控器 140cm 之远的导

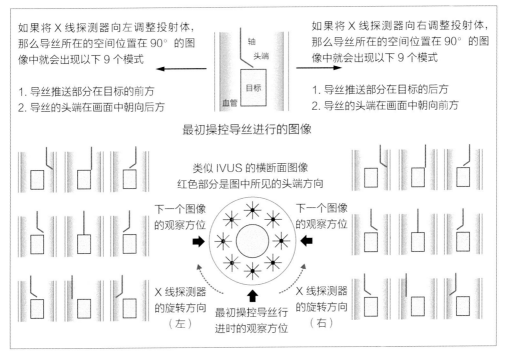

图 4-33　实时三维空间位置的构建法的补充说明
3D 导丝操控法的优点在于，在最初的造影画面中进行导丝操控，随后以 90° 调整投射体位，在决定 X 线探测器的转动方向时，就能预先判断出下一个造影画面中导丝与目标在三维空间中的位置

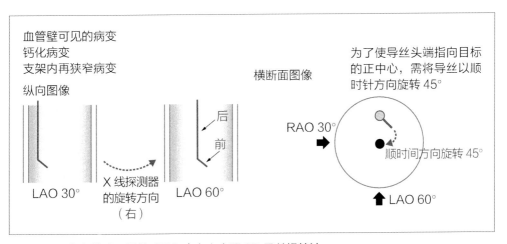

图 4-34　在血管壁可见的 CTO 病变内应用 3D 导丝操控法
如果能通过造影辨认血管壁的位置，就能利用三维空间位置法则进行 3D 导丝操控法，以血管中央为目标调整导丝头端，从而尝试让导丝沿中心轴通过

丝头端进行正确的操控（图 4-35）。在直径 3mm 左右的血管模型中放入 20mm 的凝胶状 CTO（由 2%～3% 的藻类提取物制成）。在 CTO 远端偏离中心的位置上还嵌入内径为 0.4mm 或 0.6mm 的塑料管，作为导丝前进的目标。在连通脉搏模拟器的右冠状动脉及左前降支模型中放入此 CTO 病变模型，在造影设备下尝试 3D 导丝操控法。在 CTO 病变内让导丝沿中心前进，当导丝头端离塑料管距离 1cm 以内时，以塑料管为目标尝试用导丝定点穿刺。实验结果显示 Gaia 2nd 十分顺利地进入内径为 0.6mm 的塑料管（类似 Progreat 微导管）。然而，尝试进入内径为 0.4mm 的塑料管（类似 FineCross）时，1.0mm 的塑形头端有时会抵住目标无法进入。而头端塑形 0.8mm 的 Conquest Pro（9g、12g）导丝更适合小空间内转动，因此获得结果更好。但如图 4-35 所示，需要手工将 Conquest 导丝头端塑成 0.8mm 40° 的小弯，这需要一定的学习曲线。

4. 有别于实验模型的临床操作要点及 2D 与 3D 导丝操控法的不同应用　虽然

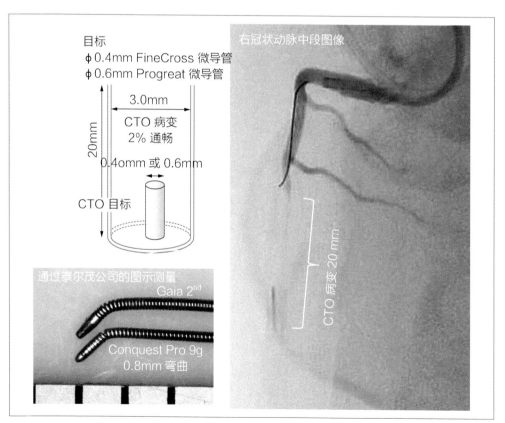

图 4-35　通过 CTO 模拟病变验证 3D 导丝操控法的可行性
使用模拟脉搏模型（Terumo）：目标定点穿刺模型

通过模型实验验证了 3D 导丝操控法的可行性，然而实际临床的病变形态多样，通常会遇到无法奏效的情况。因此，要理解理论与实际的差异，与 2D 导丝操控法相结合，不同场合使用不同方法。另外，不仅是导丝的操控，导丝的选择也是重要环节之一。基于头端的硬度与板块的形态，预测发生偏移时头端的方向，从而进行导丝的选择。2D 操控与 3D 操控在导丝行进各个阶段的适用度大致如下：CTO 近端开口时 2D ＞ 3D、CTO 内部时 2D=3D、CTO 远端出口时 3D ＞ 2D。导丝在开口位置时行进于充满血液的血管内腔内，受心搏影响很难进行精细的操作。此时只需对导丝施加不会使其大幅弯起的推力，通过适度转动来探寻导丝可以进入的开口。进入 CTO 内部之后，如果有清晰的路标，并且导丝操控性没有下降，准备用导丝进行斑块穿刺，此时可以尝试 3D 导丝操控法。但是，当导丝无法通过穿刺方式继续前进时，要么基于构建出的三维空间位置图将导丝头端 180°大幅旋转，要么完全不考虑转动方向，将导丝一边转动 1 ～ 3 圈，一边继续推进（2D 导丝操控法）。到接近出口位置时，根据需要做选择性造影，尽量通过 3D 导丝操控法进行定点穿刺。

通过 3D 导丝操控法进行定点穿刺需要满足以下几个条件：①有足够支撑力确保导丝能继续推进（需要 7F 以上的指引导管及 Corsair。必要时可以用球囊锚定）。②导丝头端一定要有足够硬度，很多时候需要用到 Conquest 系列导丝。特别当病变出口处有纤维外膜覆盖时，需要满足更多的条件。首先通过 Corsair 导管提供足够支撑力。其次头端要有足以穿透纤维膜的硬度，同时还要考虑头端沿推送部分方向（导丝的长轴）继续前进的距离，慎重地进行第一次穿刺。如果没有顺利突破病变，就会有以下两种情况：①导丝碰到坚硬组织无法继续前进。可以提升导丝头端硬度，或者依据三维空间位置图略微调整一下穿刺点。如果还是无法继续前进，可以选择别的路径进行穿刺。在出口位置可以根据情况适度地转动头端。②虽然在出口处导丝行进无阻，但离预计的位置有很大偏离，那么首先就应当怀疑导丝是否进入了假腔。从假腔几乎不可能再穿回真腔。只能从近端重新行进导丝，必要时尝试 IVUS 指导或逆向开通。

秘传技巧

对于 CTO 病变应当用 Gaia 及 Conquest 系列导丝尝试 3D 导丝操控法。但是实际临床中病变形态多样，也不能完全拘泥于 3D 导丝操控法，而是要结合边转动边前进的 2D 导丝操控法，根据不同场合应用不同方法。

第四节　完全闭塞病变：逆向技术

一、侧支通道内导丝的操作方法和注意点

（一）间隔支侧支通道

1. 术前评价、了解侧支的困难　可见侧支并不一定是可选择的侧支。

（1）从 LAD 到 RCA 的侧支：选择从 LAD 到 RCA 的间隔支侧支时，术前容易评价侧支的管径粗细，在无扭曲、复杂的分支病变时可简单地进行选择，而对于管径较细的间隔支也并不一定通过困难。间隔支选择的难易程度主要取决于间隔支的弯曲性和间隔支的分支部位。

使用术前诊断导管（最近一般使用 4F 或 5F）造影时，有些病变即使从多个方位分析也很难评价间隔支的正确形态，此时有必要使用微导管行高选择性造影（图 4-36）。对于一般的术前评价，必须进行多方位的造影，包括 RAO30°、CRA30° 及 RAO30°、CAU30° 等，以得到间隔支的弯曲和分支情况信息。然而，因间隔支是一个立体结构，有时在 RAO 位置图像中重叠的部分通过 LAO 位置的图像能明确该病变情况（图 4-37）。

（2）从 RCA 到 LAD 的侧支：与选择从 LAD 主支分出的间隔支相比，选择从 RCA 分出的间隔支要困难得多。除了因为间隔支和后降支角度较陡、血管管径较细等一系列原因，后降支本身的弯曲性也是导致一些病变中间隔支侧支选择困难的原因。与从 LAD 选择间隔支侧支时的情况相似，血管扭曲程度和分支情况是影响选择难易程度的主要因素。

对于间隔支的术前评价，除了较粗且分支较少的侧支可以确定选择之外，还应注意到一些不确定因素，轻率地首选逆向入路的 PCI 对于增加手术成功率和缩短手术时间并没有帮助。

2. 侧支追踪导丝的选择和操作　详细的说明将在其他部分阐述，下文主要提供基本的选择方法。

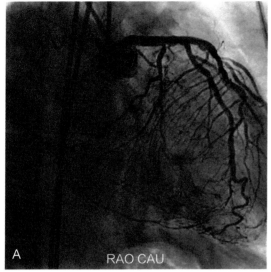

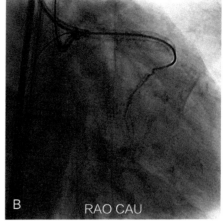

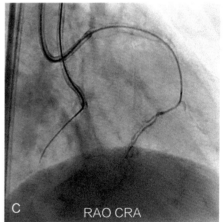

图 4-36 在寻找间隔支侧支时微导管高选择性造影的重要性
A. 左冠状动脉造影，根据造影图像难以了解各个间隔支的形态；B、C. 基于微导管行高选择性造影，可确实了解间隔支的扭曲程度

（1）间隔支侧支的选择和不同间隔支寻径的指引导丝：对于从 LAD 或后降支发出的间隔支分支，必须对指引导丝前端折一个大的弯。选择后对同一条导丝再次塑形可使其能够继续使用，然而 SION 系列导丝的芯线断面呈圆形，并容易变形，一旦复合核心系统被破坏便无法发挥 SION 系列的本来性能。

（2）SUOH03 导丝为第一选择，分支较多时选择 SION 导丝：如果在间隔支中无法识别分支角度非常陡峭的分支部位，SUOH03 可作为第一选择。SUOH03 的前端已预先制备好形状，故可直接使用，若在此基础上加上弯折反而会使前端的内部结构变形，无法发挥其本来功能。它可以对应一些弯曲追踪导丝的前端，从而更容易选择分支。

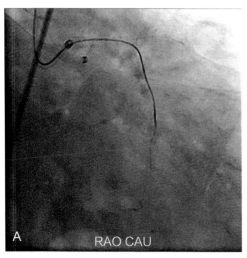

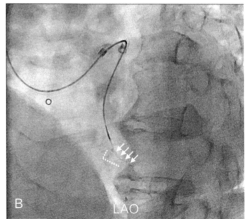

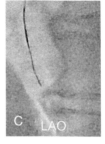

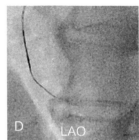

图 4-37　追踪间隔支时 LAO 位置评估的重要性

A. RAO CAU 位置前端造影间隔支看起来比较直；B～D. LAO 位置的造影中，有很小的分支血管（图中用点线表示），导丝误入到该分支中（C），选择到后降支的连接分支（箭头所示）后需要通过 LAO 图像确认并评价是否成功（D）

秘传技巧

SUOH03 的操作要点

该导丝前端非常柔软，在将导丝前端沿前进方向推进时，碰到血管壁容易引起变形。虽然该导丝使用了复合双芯系统增加了扭矩响应，但是在间隔支中朝目标方向前进也不是一件容易的事情。一般来说，如果在分支血管内不同时加上一定程度的旋转则无法向前推进。旋转较慢时，导丝前端的感觉较难传递到手上。因此，要确保前端不要回折并小心地向前推进。就算是 SUOH03 这样前端柔软的导丝如在弯曲的情况下推进导丝，有时也会导致分支穿孔。

在间隔支内可以在呈现陡峭（大于 60°）角度的分支部位时使用 SION 导丝。对这样的分支部进行选择时，多在导丝前端 2mm 处加上 90°的弯曲再使用，有时还需要加上第二个弯。由于 SION 导丝前端弯曲维持的时间较短，无法长时间以同样的弯曲进行手术，因此在多次尝试都不顺利时，可以将导丝移出体外确认或变更前端的弯曲度再进行后续操作（图 4-38）。

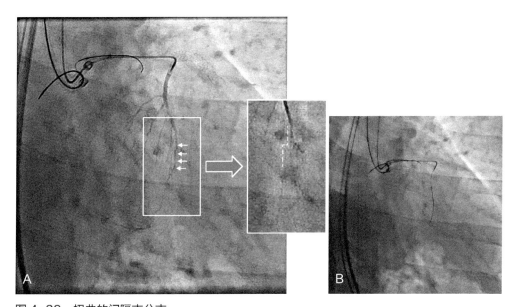

图 4-38　扭曲的间隔支分支
A．RAO CAU 位置的前端造影中可以看到有粗大的分支相接（箭头所示）；B．详细分析高选择性造影，可看到存在较小的曲柄（点线所示），选择像这样的屈曲部位时需要使用 SION 导丝

秘传技巧

SION 导丝的操作要点

SION 导丝在间隔支内可以根据术者的意向在一定程度上改变导丝前端的方向。间隔支会因为心脏的搏动出现三维方向的移动，因此常在选择进入分支部位后又马上脱出。这时切记不要进行过多的旋转操作，因为这样反而会造成血管壁的损伤。应将导丝前端对着分支的方向，利用舒张期作为导丝前端滑入的最佳时机将其轻轻推入分支部位。回折 SION 导丝和 SUOH03 导丝一样，应使用不会使导丝回折的力量进行推送。

（3）无法选择进入分支部位时：如前文所述，在选择后降支发出的间隔支时，有时因后降支扭曲而较困难，而有时尽管在后降支内可以看到，却不知为何无法选择进入该分支部位。在这种情况下，可将第 1 条导丝留置在血管中，使用第 2 条导丝再次尝试选择进入分支部位。这是因为第 1 条导丝已经伸入分支部位，分支的近端部位被扩张拉伸使第 2 条导丝的操控性增强，同时分支角度也会发生一定改变，使导丝选择进入的可能性提高（图 4-39）。

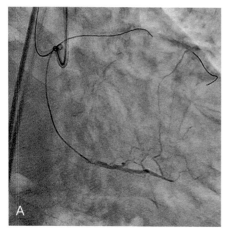
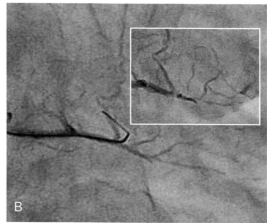
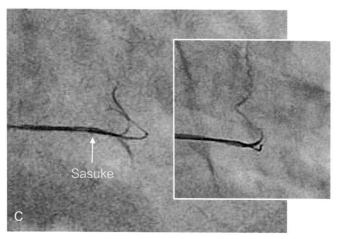

图 4-39　复杂分支的选择方法
A. 可确认从后降支到 LAD 有明显连接的间隔支；B. 后降支分出的分支角度陡峭，导丝误入远段分支；C. 在误入远段分支的导丝中插入 Sasuke（双腔微导管），成功选择间隔支

（4）XT-R 导丝的使用时机：在选择管径较细的间隔支或使用间隔支"冲浪"技术时，可使用 XT-R 导丝。XT-R 导丝的前端较细，因此容易误入小分支并造成穿孔。使用间隔支"冲浪"技术时，随着心搏的节奏慢慢地朝目标方向向前推进（图 4-40），这时就算发生轻微的室性期前收缩，只要指引导丝在正确的方向前进就可以继续进行手术，但是为了防止穿孔需要注意导丝的变形情况。

如果根据术前造影可以完全明确走行，则该间隔支的选择对于术者来说相对容易。然而，实际上术前造影结果有时不同于所见图像，常需要通过微导管进行高选择性造影以明确间隔支情况，在这样的情况下要基于理论知识慎重地选择和操控导丝。

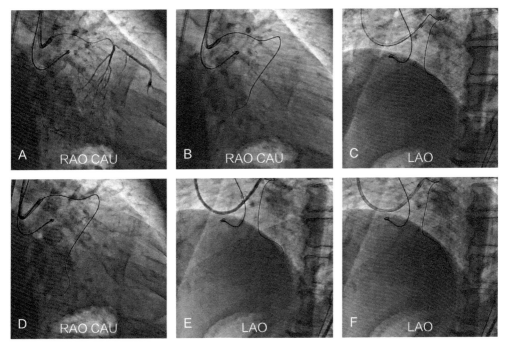

图 4-40　间隔支"冲浪"1 例

A．通过微导管高选择性造影无法确认明确的侧支连接；B、C．RAO CAU 位置将 XT-R 向下推进，LAO 位置向侧壁推进，而向后降支方向无法前进；D、E．联合 RAO CAU 及 LAO，将 XT-R 向后降支的方向推进；F．成功选择进入后降支

（二）心外膜侧支通道

运用逆行入路时，间隔支侧支的安全性较高，因此间隔支侧支血管是该手术的第一选择。然而，常有些病变除了心外膜通道外无法辨认其他侧支血管。最近 3 年间笔者在采用逆行入路开通 CTO 病变时通过心外膜侧支通道的频率为40% ～ 50%，手术成功率约为 90%（图 4-41）。

以下重点阐述基于心外膜侧支通道的指引导丝操作。

1. 心外膜侧支通道的种类（图 4-42）　右冠状动脉 CTO 病变时，常使用的心外膜侧支是回旋支的心房支，以及通过心尖部和钝缘支的侧支通道等。左前降支 CTO 病变时，常使用的心外膜通道是心房支通道，即通过心尖部、第 1 对角支和锐缘支的侧支通道。心尖部通道的特征是其血管粗且使用方便，但其前端部常比较扭曲。心房支侧支通道与 RCA 的汇合部分会分出一些扭曲且细的通道并且变异较多，因此对该部位的观察非常重要。

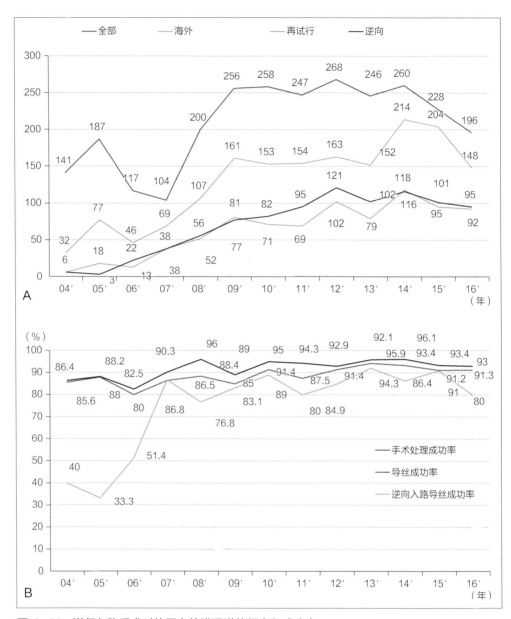

图 4-41　逆行入路手术时使用心外膜通道的频率和成功率

A. CTO 病例数；B. 逆行入路治疗 CTO 病变的成功率

2. 心外膜通道的选择　心外膜的侧支血管通常较粗且呈扭曲蛇形，侧支血管还会有来源于其他通路的血供，因此要仔细分析造影结果。心外膜通道最好选择扭曲较少及血管径较粗的通道，然而实际情况下这样理想的血管通道并不多见。至少在保证血管粗细的情况下注意导丝操作可减轻通道损伤的风险，因此对于扭

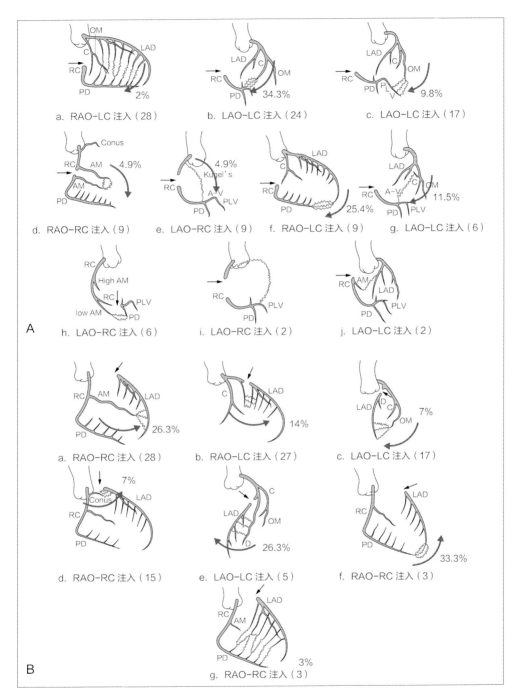

图 4-42 心外膜侧支

A. 右冠状动脉；B. 左前降支；RAO，右前斜位；LAO，左前斜位；LAD，左前降支；LC，左冠状动脉；RC，右冠状动脉；PD，后降支；D，角支；C，回旋支；OM，钝缘支；PLV，左心室后支；AM，锐缘支；Gonus，圆锥支；A-V，房室结；Kugel's，房间隔前支

曲血管仍可在保持管径的同时可尝试操作。相反，对于管径较细的心外膜通道，则血管穿孔的风险显著升高，需要进行慎重的选择。

心外膜通道的另一特点为，有时存在有 360°的盘形扭曲。其大小、血管直径、有几条侧支通道及存在多少距离都非常重要。一方面，对于直径很小的通道操作较困难，另一方面对于连续 2 个、3 个弯曲的病变操作也非常困难。为通过 360°的弯曲，必须在使用微导管伸展弯曲的同时向前推进，如果直的部分很少且没有拉伸通道的余地，则操作较困难（图 4-43）。

3. 心外膜通道的造影　结果形态较多，因此有必要选择能显示最佳图像的造影角度，以通过造影清晰了解通道的全貌和血管内径及弯曲程度等。使用频率最高的显示心尖通道的造影角度有 RAO 加足位和 RAO 加头位，显示心房支通道的有蜘蛛位和 RAO 加头位，显示 D1 通道的有 LAO 加头位，显示 OM 通道的 RAO 加足位等。

4. 心外膜通道的导丝选择（图 4-44）　目前用于心外膜通道的首选是 SUOH03 导丝，其前端负荷 0.3g，在所有指引导丝中最软，且与其他导丝相比安全性更高。2015 年其使用率为 12.1%，至 2016 年增加至 38.1%。一方面，它的主要缺点是支撑性较差，在通过扭曲程度较大的血管时会因为支撑性不足而难以通过，此时可交换支撑性更高的 SION 导丝。此外，在需要润滑性情况下常会选择使用 SION black 导丝。另一方面，SION black 指引导丝有两层涂料而润滑性较好，因而容易误入细的分支血管，必须在操作时小心控制导丝。

5. 心外膜通道的导丝操作　心外膜通道的导丝操作应尽可能通过造影先确认侧支通道的走行，再进行有意向的导丝操作。笔者个人认为世界上只有少数操作者能仅仅通过导丝的触感来感觉到细小的侧支血管通路的扭曲程度。

（1）SUOH03 导丝（图 4-45）：一般情况下最好在 SUOH03 导丝前端 1mm 处做 30°～ 45°的小弯折，如果侧支通道内有严重的弯曲，则需要塑造更大的弯曲。导丝操作时应尽可能使用最小限度的推送力，并按照通道的扭曲形状控制转矩。对于多次感觉到抵抗的通道应及时放弃，并在没有抵抗的部位向前推进。心外膜通道的血管径较粗，但扭曲程度较大，首先，从主支发出的通道到进入的角度很陡峭时，使用 Runthrough 导丝移到通道入口，并带入 FineCross 微导管，使用支撑性和扭矩力都高的 SION 导丝在通道内陡峭的扭曲前尝试插入该微导管。

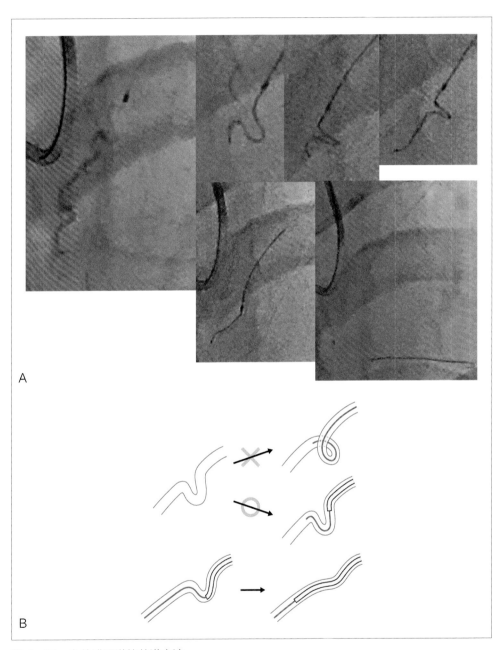

图 4-43　心外膜通道的前进方法

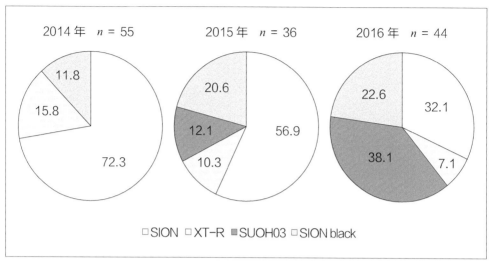

图 4-44　通过心外膜通道的导丝类型

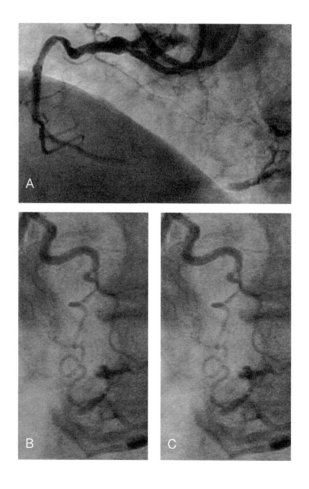

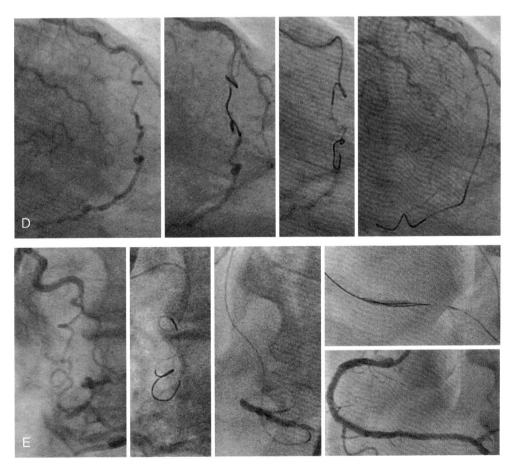

图 4-45 使用 SUOH03 导丝通过心外膜通道
A. 右冠状动脉 CTO 病变的 LAO 角度；B. RAO 加足位；C. LAO 加头位；D. RAO 加足位；
E. LAO 加头位

秘传技巧

　　为通过陡峭的扭曲，应保持微导管在通道内并交换 SUOH03 导丝。若 SUOH03
导丝成功通过该扭曲，则之后微导管拉伸扭曲的同时继续向前推进。这时，通过扭曲
的弯时不使导丝造成圆形的旋转，关键是要加上一定张力使导丝保持 U 形的同时推进
微导管。

　　通过通道后向对侧 CTO 末梢主支再次进入的角度较陡时，推荐交换扭矩性能
高的导丝。笔者会将 SION blue 指引导丝的前端塑 90° 左右的弯来进行操作。

　　(2) SION 导丝：使用 SUOH03 导丝支撑力不足时，可选择 SION 导丝。与

SUOH03 相比，SION 导丝的前端较硬一些，因此操作时注意不要损伤通道，使用时可根据心外膜通道的扭曲程度调整前端形状，使其通过 SUOH03 导丝时因支撑力不足而难以进入的连续螺旋状弯曲的侧支通道。

（3）SION black 指引导丝（图 4-46）：SION black 导丝有两层涂料，因此润滑性较好，常能自动通过血管通道。利用其润滑性较好的特征，可沿着血流进行导丝操作，注意避免不合理的推送或旋转，并预防通道的损伤。在有细窄分支的通道导丝容易误入分支，因此该导丝更适合用于分支较少的心外膜通道。

（4）XT-R 导丝：一般不适用于心外膜通道。因此，类通道大多较扭曲，而XT-R 导丝尽管拥有管径细且润滑性好的特点，但扭矩性能不是十分出众，可能会增加通道损伤的风险。仅有时用于血管通道较直且较细的情况。

使用逆行入路如何通过心外膜通道是操作的关键。与间隔支通道不同，操作者很难掌握其特定的特征，因此，通过术前合理的造影和分析选择最理想的通道非常重要。尽管 SUOH03 导丝的使用扩大了心外膜通道的应用范围，但仍需要小心地进行导丝操作和行造影确认定位，并慎重地进行后续操作。须注意，一旦发生血管穿孔会产生一系列的严重并发症，应从客观角度冷静分析自己的技术和通道的难易程度再进行手术。

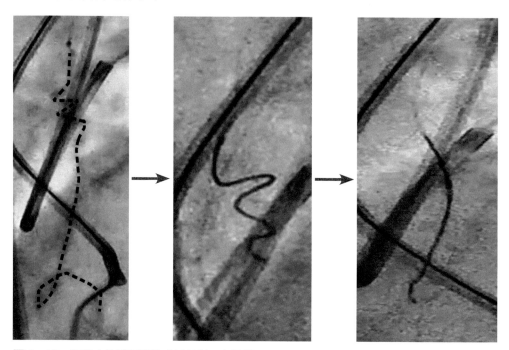

图 4-46　用于心外膜通道的 SION black 导丝

（三）SION 导丝

1. 适合 SION 导丝的情况　逆行入路手术时，什么样的导丝能拥有通道寻径的性能呢？要通过较长且细窄的侧支通道时，润滑性好的导丝操控性更好；不确定能否通过造影设备看到的细窄通道，管径细的导丝更好；而通过大大小小扭曲的通道时，为避免误入分支，扭矩性能传递性好的导丝效果更好；为预防通道的损伤，前端柔软的导丝更好。此外，在保证轴支撑性的同时，柔软性也十分必要。而现实中存在完全满足上述所有要求的导丝吗？一般来说，到侧支通道的入口处为止，用稍大的前端弯曲的常规导丝都可到达，并能随之放入微导管。之后，从微导管处开始行高选择性造影，与通道的对侧末梢相连接，进而确认通道的弯曲状态及分支情况，条件允许时尽量通过 2 个以上方向的造影图像来确认。一般通过得到的信息选择能够进行通道寻径的导丝，笔者除了一些特定情况，一般将 SION 指引导丝作为第一选择。特定情况包括心外膜通道细窄并有连续呈锐角的小弯曲，螺旋形多重弯曲且没有分支的通道等，这时应选择后文所述的 SUOH03 导丝。

2. SION 导丝的特征　SION 导丝前端的线圈部分较柔软，适度的润滑性，此外其扭矩传递性能也较好，可选择进入小分支处。图 4-47 为全程使用 SION 导丝并追踪侧支通道。图 4-47A 和 B 中间隔支通道的分支较多，连接处也非常细；图 4-47C 和 D 中间隔支通道呈螺旋形多重弯曲状；图 4-47E 中心外膜通道的管径较粗，并连续呈高度扭曲。通道追踪时的 SION 导丝操作方法为不要向前推动而应慢慢转动着前进，在转动时会使导丝轻微的弯曲伸直，尽量在操作时感觉导丝的前端越过通道小弯曲处的触感。在导丝的前端弯曲时，若不注意向前推进导丝，则容易向错误的方向前进。SION 导丝不会过于柔软，且扭矩传递能力好，能够根据术者意向规避误入分支的风险。此外，它是一种安全的导丝，润滑性也强，能够通过微导管高选择性造影下肉眼无法识别的细窄通道。那么，它可以在完全无抵抗的情况下追踪长的侧支通道吗？通过数例患者的经验我们可以理解到，若已通过通道的连接部，则导丝前端的移动方式会发生独特的变化。在认识到这种移动后，若根据造影所见有能通过病变部位的趋势，则可小心地推动其前进。最重要的是，操作时不要匆忙，粗暴的操作也应被严格禁止。

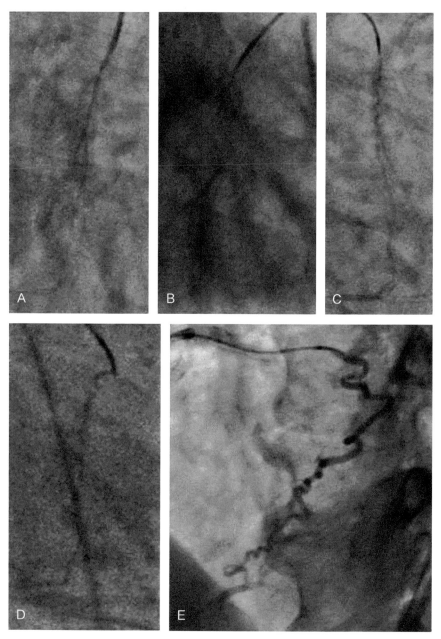

图 4-47　使用 SION 导丝追踪的侧支通道

　　按照上述使用方法，笔者认为间隔支通道的 80% 以上、心外膜通道的 60% 以上都可以使用 SION 导丝进行寻径，使用 SION 导丝无法追踪通道时，可使用后文所述的其他类型导丝进行操作。

秘传技巧

　　使用 SION 导丝进行通道寻径时，对于其前端的弯曲形式，笔者会先利用钢针的前端，尽可能地使 SION 导丝的前端变小（变短），弯成一个直角，大概是用手可以做成的最小的弯曲。图 4-48 可以清楚地显示，在前端部分约 1mm 处弹簧线圈暴露的同时将其弯曲成直角。实际上，在微导管内可能会发生少许伸展，使用这样小而弯曲程度高的导丝，能发挥其避开通道内侧支的可控制性，并以 Knuckle 状前进，从而能够安全地通过小弯曲处。换言之，对于无法沿扭曲处前进的扭曲且细窄的通道，则无法应用 SION 指引导丝。

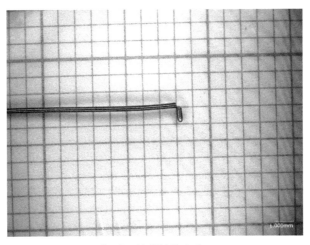

图 4-48　SION 指引导丝前端的弯曲

（四）SION black 指引导丝

　　指引导丝的基本操作包括：①推；②拉；③旋转。这 3 种方式的组合，基本的原则为在组合使用 3 种基本操作的同时寻找无抵抗的路线使指引导丝前进。然而，行通道追踪时的导丝操作法与一般的操作法有明显的不同。其操作方法的基本原则是对一般导丝操作法中的推和拉等前后方向上的操作应最大限度地减少，通过轻微缓慢的旋转操作伸展血管的同时，使导丝在通道内无抵抗的情况下自然地前进。

　　1. SION black 导丝的构造和特征（图 4-49）　SION black 导丝是一种聚合物护套型导丝，其在硅制导丝上加上了塑料护套，并进一步使用亲水涂层，强调了更强的润滑性能。与 SION 导丝一样，它也采用了复合内芯，因此能维持非常好的扭矩响应。SION black 导丝的硬度为 0.8g，为了较为容易塑成小的弯曲，导丝的前端有约 45°的预制弯曲。换句话说，SION black 指引导丝具有非常高的润滑性和良好的扭矩响应这 2 种特征，可期待其对于首选导丝无法穿过的高度扭曲、蛇形、螺旋状的通道能够追踪成功。

2. 通道寻径的基本技术　①像用羽毛触碰那样推进导丝，绝对不要有推进去的动作。②沿垂直方向观察通道路线的长轴并进行导丝操作，若存在弯曲点，则向着这一方向控制导丝前端，在确定了最合适的方向后朝此方向像用羽毛触碰那样推进导丝。

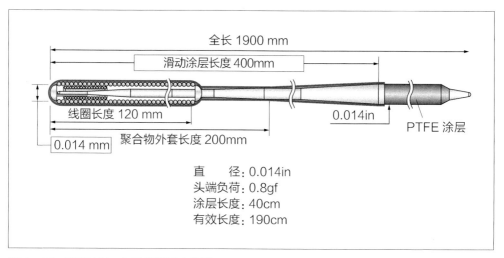

图 4-49　SION black 导丝的基本构造

（1）通道寻径时使用 SION black 导丝的移动方式。

秘传技巧

　　参考画面的同时以最能看清扭曲的角度进行造影，使导丝的前端朝着应该进入的方向前进，并在缓慢的、轻微旋转的同时加上像羽毛触碰一样轻柔的推送力。仅仅加上一点推送力主要是指不用力推导丝，从笔者自身体会上讲应该是"轻柔地触碰导丝"。同时也利用其他特点，如利用心脏搏动和血管舒张的契机，在导丝不会被动抵抗时自然地向前推进。

　　当然，当感觉到抵抗时应该避免不合理地继续操作，并通过其他方向的造影图像确认应该前进的正确方向。

这时，保持导丝在微导管内，并将微导管拉到冠状动脉主支，从而根据对侧造影描绘出分支通道和导丝的位置关系。术中要牢牢把握血管走行，如果无法维持导丝前端的方向，则导丝很难通过。这点非常重要，希望手术医师在操作中时刻注意（图4-50）。

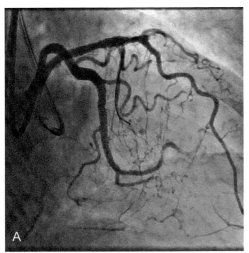
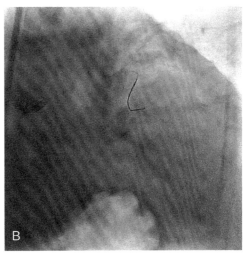
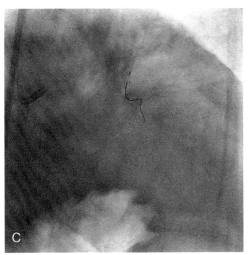

图4-50　存在发夹状扭曲，且近处有小分支分出的间隔支通道
A. 因导丝难以进入，将微导管拉出到主支处进行造影，可充分显示发夹状扭曲和形态和导丝前端的位置关系；B. 确认血管走行，并在确保不进入小分支的情况下操作导丝，因存在发夹状扭曲，所以将导丝前端朝向应前进的方向，并在缓慢地旋转导丝的同时像羽毛触碰那样轻柔地操作导丝；C. 这一次将导丝的前端对准前进方向，缓慢地旋转导丝的同时像羽毛触碰那样轻柔地操作，导丝可无抵抗地、自然地随着血管舒张成功通过通道

（2）通道寻径时使用SION black导丝的注意点：心外膜通道的特征可通过造影上深浓的阴影确认，其弯曲几乎呈螺旋状，在这种接连有多个弯曲的情况下指引导丝的操控性会变差，此时如果血管管径能够维持在一定粗细的情况下，可考虑选用SION black导丝，它以良好的润滑性为特征，具有一定效果。然而，与普

通的导丝相比，SION black 导丝的润滑性显著增高，有误入小分支并造成血管穿孔的风险，因此操作时要特别注意。尤其是心外膜通道寻径时常有一些三维的扭曲，使导丝通过较困难，有时会判断可以通过并进行尝试，实际却导致了心外膜通道穿孔并引起严重的心脏压塞，因此绝对不要一味往前，而是应该慎重地判断并不要错过拉回导丝的时机。

从笔者的个人观点来说，应以先安全性再有效性的顺序来考量通道寻径导丝，从最初的 SUOH03 导丝或 SION 导丝到之后的 XT-R 导丝，再到最后的 SION black 导丝，其性能逐步有所提升。考虑到导丝的构造和特征，SION black 导丝为首选；而从安全性的观点上看，首先应从其他的导丝开始，只有在其他导丝都通过困难的情况下再选择这一导丝。

（五）XT-R 导丝

XT-R 导丝的前端硬度为 0.6g、内径 0.009in，轴部内径 0.014in，导丝前端较细，容易进入非常细的通道。此外，该导丝外有聚合物涂层，具备润滑性佳的优点，对于通过扭曲蛇形的通道非常有用。

根据 Retrograde Summit 注册研究的数据，XT-R 在通道寻径时的使用频率截至 2013 年为 15% ～ 20%（室间隔通道为 20%，心外膜通道为 15%）。而 2015 年因 SUOH03 导丝的登场减少了约 10%，原因在于 XT-R 为聚合物护套型导丝，其最初目的在于提高润滑性，然而润滑性太好会容易误入通道以外的细小血管。此外，与 SUOH03 导丝相比，其前端较硬，因而发生通道损伤及血管穿孔的可能性也更高。

笔者从现在的观点出发，认为通道寻径时（无论是室间隔通道，还是心外膜通道）使用的导丝首选 SION，次选 SUOH03，然后是 XT-R。目前在临床工作中发现，常有病变在 SION 导丝及 SUOH03 导丝不能通过时，换用 XT-R 导丝能成功行通道寻径。它还适用于细于 0.014in 内径及蛇形的通道。充分了解注意点和诀窍，便能安全有效地使用导丝。

1. XT-R 指引导丝的形状要点　根据通道的弯曲程度，可在 XT-R 前端 1mm 处加上 30°、45°、70° 或 90° 不同的弯曲（图 4-51）。

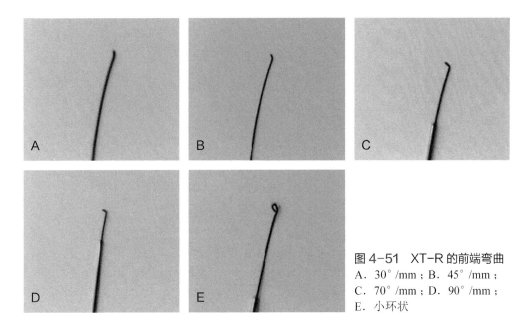

图 4-51　XT-R 的前端弯曲
A．30°/mm；B．45°/mm；
C．70°/mm；D．90°/mm；
E．小环状

秘传技巧

从笔者个人经验看 90°弯曲的导丝效果较好，在弯曲程度非常高的通道，前端加上小弯曲（弯曲 Knuckle 状）的导丝更容易通过蛇形扭曲的通道（图 4-51）。这种情况下，通过扭曲通道后可放入微导管，再更换新的导丝继续操作。这一点非常重要，如果继续以 Knuckle 头端的导丝向前推进，则会增加通道损伤的可能性，因此需特别注意。此外，有时在距离前端 10~20mm 的地方要加上 15°左右的第二个弯曲，才能通过通道。

2. XT-R 导丝用于通道寻径时的移动方法（后退方法、前进方法）要点　在进行治疗前要详细分析造影结果，毋庸置疑要确认通道的走行，包括通道的入口角度、通道体部的扭曲程度、通道出口的角度及通道血管的粗细程度等。如前所述，XT-R 导丝为聚合物护套型导丝且非常容易滑动，如没有仔细操作的话容易造成通道损伤或穿孔，手术时要牢记这点并小心操作导丝。操作中绝对不要用力推，而是必须随着心脏搏动和血流方向使导丝向前推进。此外，XT-R 导丝的扭矩性能一般，而 SION 及 SION blue 导丝的扭矩性能显然更佳，如果使用 XT-R 无法将导丝的前端朝向目标方向，则有时需要在这一部分临时换为 SION 或 SION blue 导丝，通过之后再更换为 XT-R 导丝。

3. 病例

（1）病例 1（图 4-52）：右冠状动脉 CTO 病变（间隔支通道寻径）。

该病例为右冠状动脉近段 CTO 病变，造影结果如图 4-52A 所示。逆行入路从第 1 间隔支放入的微导管行高选择性造影，确认中间部分有非常细的通道连接右冠状动脉的后降支（图 4-52B）。SION 及 SUOH03 导丝都无法通过，换用 XT-R 导丝缓慢前进（图 4-52C~E），到达闭塞病变的远端部位（图 4-52F）。最后施行 reverse CART 导丝进入正向导管，可见血管得到良好扩张（图 4-52G）。通过本病例，可见 XT-R 导丝可用于非常细的通道。

（2）病例 2：右冠状动脉 CTO 病变（心外膜通道寻径）。

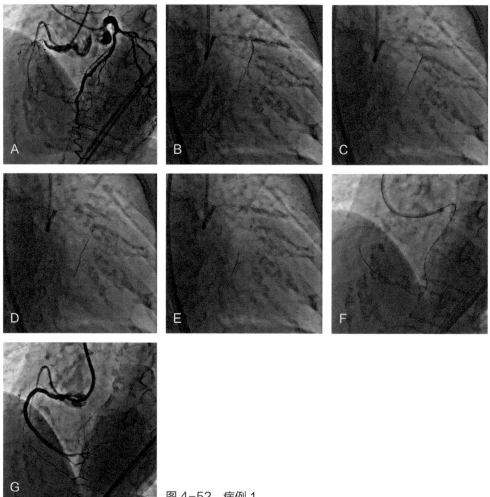

图 4-52　病例 1

　　该病例为右冠状动脉中段及远段的 CTO 病变，造影结果如图 4-53A 所示。从左回旋支的心房支发出明显扭曲蛇形的通道连接右冠状动脉左心室后支（图 4-53B）。尝试使用 SION 导丝进行通道寻径后无法通过，故更换为 XT-R 指引导丝，缓慢到达左心室后支（图 4-53C ～ G）。最终施行 reverse CART 导丝进入正向导管，从而进行良好的血管扩张（图 4-53H）。本病例说明，XT-R 导丝可用于非常弯曲的心外膜通道。

　　针对通道寻径，尽管 XT-R 导丝的使用频率近年有减少倾向，但在非常细的通道及弯曲程度非常高的通道，使用 XT-R 指引导丝仍常有效。XT-R 导丝的润滑性良好，前端部分较柔软，操作时要非常小心、慎重，以避免并发症的发生，

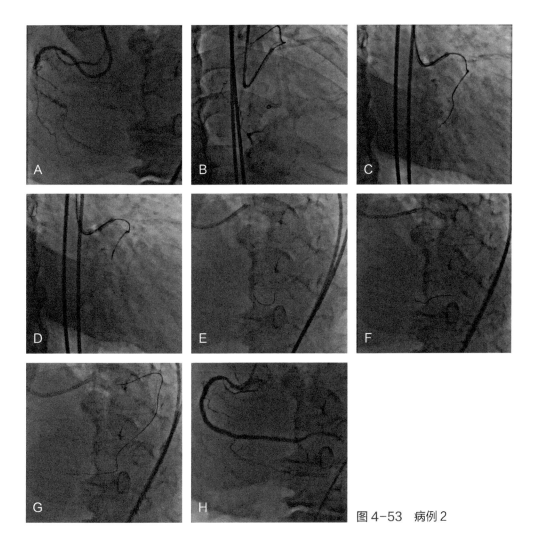

图 4-53　病例 2

从而在 CTO 病变的治疗中发挥作用。

（六）SUOH03 导丝

1. SUOH03 导丝的构造（图 4-54）　SUOH03 是一种外有亲水涂层、粗 0.014in 的线圈结构导丝，其特征为前端较软，最多 0.3g。

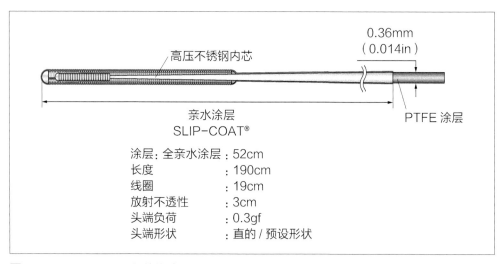

高压不锈钢内芯

0.36mm
（0.014in）

亲水涂层
SLIP-COAT®

PTFE 涂层

涂层: 全亲水涂层 : 52cm
长度　　　　　 : 190cm
线圈　　　　　 : 19cm
放射不透性　　 : 3cm
头端负荷　　　 : 0.3gf
头端形状　　　 : 直的 / 预设形状

图 4-54　SUOH03 导丝的构造

导丝前端有预制形状的和直的两种，因其前端较软、塑形困难，因此最好使用有预制形状的导丝。

2. SUOH03 导丝的适应证

（1）心外膜侧的通道（epicardial channel）：利用心外膜侧的通道时，最重要的是避免血管损伤的发生。心外膜通道的血管损伤发生率高，并会导致心脏压塞等并发症，一旦发生则需要额外治疗，同时 PCI 手术本身难以继续进行。因此，从尝试安全通过通道的角度看，有关心外膜的通道应首选 SUOH03 导丝。针对心外膜的通道，使用 SUOH03 成功通过的病例如图 4-55 所示。

（2）间隔支的通道（septal channel）：对于间隔支的通道，通常首选 SION 导丝，无论血管径的粗细如何，因血管扭曲蛇形而难以通过时可使用作为第二选择的 SUOH03 导丝。针对间隔支的通道，使用 SUOH03 导丝成功通过的病例如图 4-56 所示。

3. SUOH03 导丝操作法　因导丝前端较软，粗暴的操作容易破坏前端，因

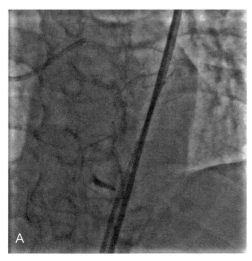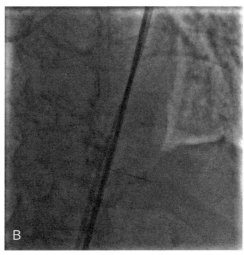

图 4-55　针对心外膜通道，SUOH03 导丝成功通过的病例
A. 从左回旋支发出至右冠状动脉的心外膜通道：可见针尖样伴有扭曲且管径细小的通道；B. 使用 SUOH03 导丝：使用 SUOH03 导丝能容易地通过细小扭曲的通道

此手术时必须采用精细的操作。就实际操作来说，积极地推送导丝并不可取，而是应该以顺时针方向和逆时针方向交替、360°旋转导丝，并等待它前进。如果加上过度地旋转，会容易变成扭曲的形状，因此操作时要注意不能过度旋转。

秘传技巧

如前文所述，操作中最基本的注意事项是不要让导丝变得扭曲，偶尔会发生前端变成环形的情况，这时，维持导丝原状继续向弯曲处推进有可能成功通过扭曲的通道，因此也可尝试一下。

二、逆向导丝的操作方法及注意点

（一）Gaia 导丝

Gaia 导丝具有操控性好的特点，发生"甩鞭"现象的情况很少，是治疗 CTO 病变前向入路时使用最多的导丝。此外，其略呈锥形的前端使其穿通力也比显示的硬度更好。

然而对于逆行入路，我们必须牢记，不单单是 Gaia 导丝，基本上所有的导丝都失去了较好的可操控性。

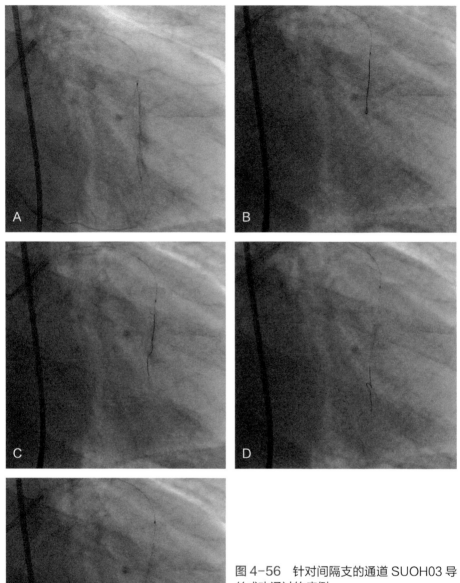

图 4-56　针对间隔支的通道 SUOH03 导丝成功通过的病例

A. 可见从左前降支发出到右冠状动脉的间隔支通道：确认通道呈针尖状并有复杂的反复多次扭曲；B. 使用 SION 导丝尝试通过：SION 导丝无法通过扭曲的通道；C、D. 使用 SUOH03 导丝：SUOH03 导丝可容易地通过扭曲部位；E. 将 SUOH03 导丝进入右冠状动脉末梢

因 SUOH03 导丝的登场，增加了侧支血管通道的利用，尤其是心外膜侧支血管通道的逆行入路手术，通道的通过率也有所上升。最近的 Retrograde Summit 数据显示，逆行入路在 CTO-PCI 中所占比例约达 30%。

另外，关于通道通过后再通过 CTO 病变，根据 APCTO Club 的流程图强烈推荐现代逆向控制前向和逆向内膜下寻径（现代反向 CART）。对一部分病例，尤其是病变长度较短的病例，考虑直接逆向通过。尽管对于导丝并没有特别推荐，然而在血管走行不明、弯曲程度高的病变及严重钙化病变，推荐使用 Knuckle 导丝。逆向入路导丝操作法中最重要的注意点是不要引起冠状动脉穿孔。如前所述，Gaia 导丝的穿通力强，针对逆向入路方式其适应性有限，下文将从笔者角度阐述，Gaia 导丝在逆向入路方式中的应用。

1. 现代反向 CART　为先通过正向入路时将小球囊带入 CTO 病变内，再通过逆向入路将导丝朝向扩张球囊方向穿刺入真腔，并达到正向与逆向导丝相交通的方法。这时可使用的指引导丝为 Gaia 2nd 及 3rd，其操控性能良好。逆向入路时应尽可能地将微导管靠近病变处进行操作，从而提升其操控性，并发挥 Gaia 导丝所拥有的穿通力。通常先通过 2 个以上方向的造影确认，在靠近球囊前端的部位将导丝向球囊方向穿刺，再抽瘪球囊。操作时没有必要旋转导丝。一旦相互交通，则可以顺利地通过 CTO 病变的近端部位，若近端部位为弥漫性病变，并存在因球囊而导致的血管夹层或有分支时，有必要将导丝更换为软导丝，在近端部位留置延长导管后容易地将逆向导丝接入正向导管。

秘传技巧

（1）使用 Gaia 导丝进行逆向入路操作时，应尽可能地将微导管靠近 CTO 病变处进行操作。

（2）施行现代反向 CART 时，在朝向扩张球囊的逆向入路 Gaia 导丝靠近后，抽瘪球囊的同时轻度地沿顺时针或逆时针的方向旋转导丝，其可增加相互交汇的概率。

病例

右冠状动脉中段存在很短的闭塞性病变（图 4-57A），已确认有桥侧支和间隔支。前向入路导丝（Conquest Pro）无法进入真腔，因此先将逆向导丝通过间隔支，再通过微导管并施行现代反向 CART。先正向放入 2mm 小球囊并扩张，将逆向

Gaia 3rd 导丝从球囊远端推送并穿刺进入真腔（图 4-57B），在抽瘪球囊的同时成功在 CTO 部位交通（图 4-57C），从而顺利进入近段部位（图 4-57D），推送导丝后置入支架并使血管再通（图 4-57E）。

2. 直接逆向通过　尽管 Gaia 导丝在病变长度短的 CTO 病变或无法建立正向系统的时候有一定效果，但操作时仍需非常注意。根据冠状动脉 CTA 了解血管走行，在血管壁钙化病变或导丝正向入路无法通过的病变中，若能十分确定逆向入路导丝的前进方向，Gaia 导丝可作为第二选择使用。尽管操作方法与正向入路时的操作相同，但在利用心外膜侧支通道及心功能良好的病例中，微导管的位置会发生较大的改变，使导丝操作变得非常困难。因而可将微导管深入病变内或使用 Corsair 导丝维持其稳定。此外，旋转导丝有时会使导丝前端误入钙化病变并导致导丝的断裂，应避免这样的操作。

3. CTO 远段部位存在分支的病例　在长 CTO 病变中，对于从逆向入路的导丝通常优选非锥形导丝，然而在闭塞端部位存在分支时，必须从闭塞顶部精确地推送导丝，这时倾向于选择像 Gaia 导丝这样操控性好的锥形导丝。

4. 逆向入路时使用 Gaia 导丝可能效果不佳的病例　施行反向 CART 时，因正向入路放入球囊，已经形成了大的假腔，之后逆向入路的导丝进入假腔后，因为已经相互形成了交通，所以多使用软导丝。而 Gaia 导丝的穿通力强，造成血管穿孔的风险也高，故在这种情况下多不使用。同样，在 CTO 病变长、长度未知且血管走行不明的情况下，因无法确定应该向哪个方向，故失去了使用 Gaia 导丝的意义。在严重钙化 CTO 病变中，Gaia 指引导丝可能会误入钙化病变，因此操作时必须注意。

（二）ULTIMATE bros 导丝

ULTIMATE bros 导丝是前端硬度为 3g，内径 0.014in 的弹簧圈类型的导丝，距离前端 40cm 处有亲水涂层覆盖，润滑性也较好。对于 CTO 病变的治疗，以前笔者首选 ULTIMATE bros 指引导丝，而随着 Gaia 系列指引导丝的登场，其使用频率有减少倾向（5% ～ 10%）。这是因为 ULTIMATE bros 指引导丝与 Gaia 系列导丝相比扭转性能要差些，因此，在 CTO 病变内将导丝前端对准目标方向更为困难。然而，在手术中发现，Gaia 导丝为锥形导丝，有一定导致血管穿孔的危险性，因此在扭曲蛇形或血管走行不明的病变，以及支架内完全闭塞病变等特殊的 CTO 病变中，ULTIMATE bros 指引导丝更能发挥作用。

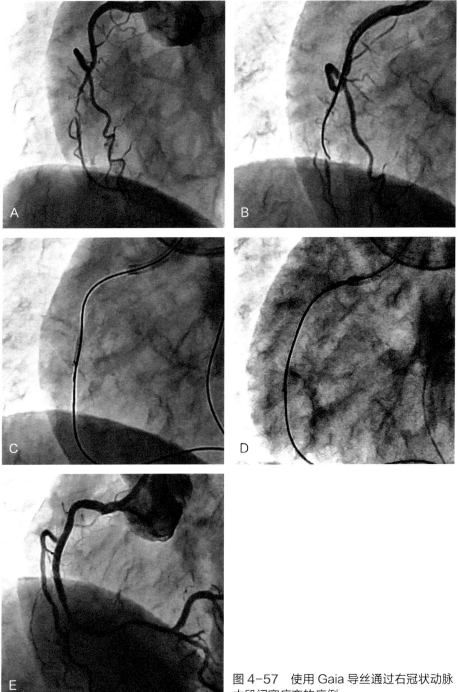

图 4-57 使用 Gaia 导丝通过右冠状动脉中段闭塞病变的病例

1. ULTIMATE bros 指引导丝的形状、转动方法和移动方法　该导丝前端形状较钝，并且因添加亲水涂层润滑性较好，因此基本上进入血管外的情况非常罕见，多数能沿着血管走行推进导丝。针对 CTO 病变的治疗，若能结合逆向入路并最终施行反向 CART 则效果较好，这时无论 ULTIMATE bros 指引导丝是朝向真腔还是朝向假腔前进都没有影响。

秘传技巧

指引导丝前端的塑形是指在距离前端 1 ~ 2mm 处制作 45° 的弯曲。在指引针中穿出导丝 1 ~ 2mm，用指尖制作弯曲形状。ULTIMATE bros 的移动方法与 Gaia 导丝的偏转控制不同，其基本方法是通过"钻"向病变推进。

2. 病例

（1）病例 1（图 4-58）：右冠状动脉 CTO 病变。

该病例为右冠状动脉远段部位 CTO 病变，通过桥侧支造影显示细微的病变末梢（图 4-58A）。首先行逆向入路手术，利用间隔支推送 SION 导丝到达后降支位置。同时运用 Corsair 追踪，并用 Corsair 行高选择性造影，确认后降支和左心室后支的分支部位无残端，逆向入路的导丝容易滑入左心室后支并形成预想中的位置形态（图 4-58B）。因无法判断从何方向穿通远端纤维帽更好，同时硬导丝有导致血管穿孔的危险性，所以首选 ULTIMATE bros 导丝。使用 ULTIMATE bros 导丝成功通过远端纤维帽（图 4-58C）。继续用"钻"的方法慢慢向近端部位前进（图 4-58D ~ F）。根据图像，若继续推送 ULTIMATE bros 导丝可能会进入造影上的假腔（图 4-58G），因此开始使用 SION 导丝行正向入路布线时需放入 2.5mm 球囊并施行反向 CART（图 4-58H）。逆向入路的 ULTIMATE bros 导丝与正向入路的导丝相交通（图 4-58I）。最终造影如图 4-58J 所示。远端纤维帽在分支部位且没有残端时，由于硬导丝会增加血管穿孔的风险，可首先尝试使用 ULTIMATE bros 导丝穿通远端纤维帽。

（2）病例 2（图 4-59）：闭塞长度非常长的右冠状动脉 CTO 病变。

该病例为从右冠状动脉近段到远段的连续性长 CTO 病变（图 4-59A）。因闭塞段非常长，所以从逆向入路开始手术。先将 SUOH03 导丝通过间隔支并使用 Corsair 追踪，到达后降支后行高选择性造影，确认左心室后支和后降支的分叉处

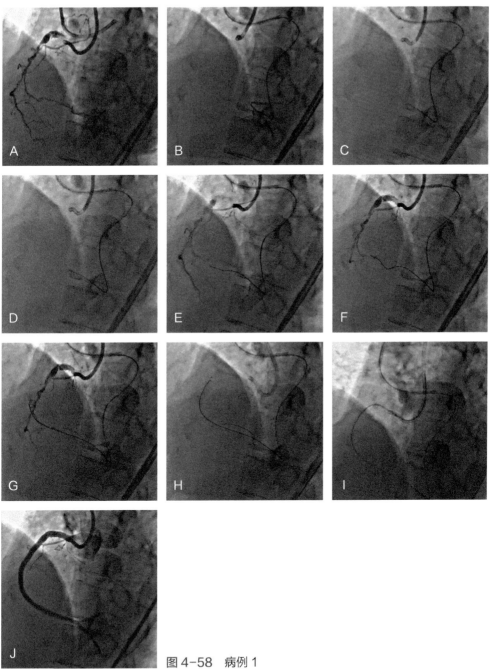

图 4-58 病例 1

无残端（图 4-59B）。使用 Gaia 2nd 导丝通过远端纤维帽（图 4-59C）。推测血管走行不明且非常扭曲呈蛇形，继续使用 Gaia 2nd 导丝有造成血管穿孔的危险，因而更换为 ULTIMATE bros 导丝并使用钻的方法进一步向近段部位推进。ULTIMATE bros 导丝沿着血管走行缓慢向近端部位前进（图 4-59D ～ F）。然而，在右冠状动脉中段处 ULTIMATE bros 导丝无法继续前进，因此将 SION black 导丝制成 Knuckle 状并向前推进，在血管内寻径并到达近端纤维帽附近（图 4-59G）。紧接着推进正向入路的导丝，但近端纤维帽非常坚硬，Conquest 导丝穿通约 2mm 后使用 Miracle 12 导丝向远段部位推进（图 4-59H），如仍存在阻力，在右冠状动脉肩部将 SION black 制成 Knuckle 状推向远段部位（图 4-59I）。之后，使用 3.0mm 球囊施行反向 CART 术，将逆向入路的 SION black 推入正向入路的导管，最终造影如图 4-59J 所示。本病例患者血管走行不明，因此针对逆向入路导丝，可将 Gaia 2nd 更换为 ULTIMATE bros 以预防血管穿孔的可能。

针对 CTO 病变的治疗，ULTIMATE bros 导丝的使用频率近年来有减少倾向，其前端较软且前端不呈锥形，因此是一种比较安全的导丝。在无法预测通过部位及血管走行不明的病变中，无论是正向入路，还是逆向入路，ULTIMATE bros 导丝在血管追踪时都是非常有效的导丝。

（三）Conquest 导丝

针对 CTO 病变进行双向入路导丝操作的最大目的在于，使前向和逆向两条导丝在不引起血管穿孔的情况下前进并相互靠近。Conquest Pro 是前端硬度为 9g、12g、20g，前端 0.008in 和 0.009in，轴径 0.014in 的锥形导丝，虽然能有效通过坚硬的组织，但也有穿孔的风险。其中，逆向入路时的穿孔风险要高于正向入路，采取相应的对策十分重要。下面将针对逆向入路导丝操作的所有注意点和 Conquest Pro 的使用方法，通过病例进行说明。

1. **逆向入路导丝操作前的注意点**　逆向入路时从导管前端到导丝前端的通过路线比正向入路时更长、更弯曲，同时，随着心脏搏动逆向入路系统全部都会沿长轴方向摆动。因此，逆向入路导丝的操控性及从导丝传递到手术者手上的感觉要差于正向入路，尤其是对于硬导丝，使用锥形导丝很容易导致血管穿孔。此外，一旦发生穿孔，则从逆向入路开始的 IVUS 检查通常是不可能的，穿孔的导丝也常很难再回到血管内。笔者在逆向入路导丝操作时最需注意的是避免穿孔发生。

为确保导丝操作顺利进行，应选择分支中路径短且弯曲少的通道，支撑微导

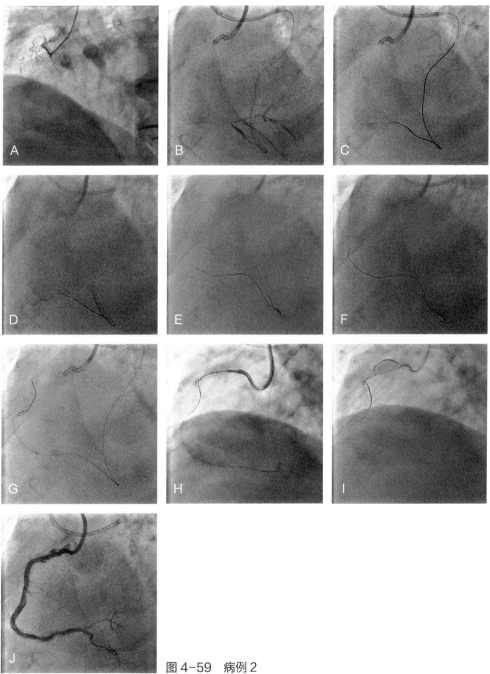

图4-59　病例2

管首选轴部刚性强的 Corsair 微导管。从前端硬度为 1g 以下的聚合物护套型导丝或 1 ～ 3g 的非锥形线圈系列导丝开始操作。

如果使用上述导丝无法进入 CTO 入口处或病变内部，可考虑升级到 Knuckle 导丝或 Conquest Pro 等硬质系列锥形导丝。

2. Conquest Pro 导丝的使用条件和操作方法 　使用 Conquest Pro 导丝行逆向入路法操作时，必要条件是闭塞血管走行可预测，并且不包含扭曲血管。

在长 CTO 病变，除严重钙化血管或支架内闭塞病变外，闭塞部位血管的走行也很难预测。因此，首先正向入路导丝要尽可能地向 CTO 内远端部位推进并作为标志，之后使用 Conquest Pro 从逆行入路开始操作。尽量缩短 Conquest Pro 导丝的前进距离，在通过坚硬组织后迅速降级至中等硬度导丝。

该导丝使用时几乎没有从导丝传递到手的感觉，因此操作时依赖于造影后的图像信息。通过多方向造影将导丝前端朝向目标方向，并在轴部无法弯曲的范围内推进。当无法前进时，加上一点旋转稍稍改变前端方向并再次推送。下文将介绍一个病例（图 4-60）。

RCA 近段为 CTO 病变（图 4-60A）。可见从左前降支发出至后降支的间隔支有良好的侧支血管通路（图 4-60B）。将 SION 及 150cm Corsair 通过同侧分支血管，从逆向入路的 Corsair 高选择性造影可见 CTO 病变一直到 RCA 中段远段部位（图 4-60C）。开始行逆向入路导丝操作，采用 Miracle Neo 3 导丝、Gaia 1st、Gaia 2nd 导丝均无法进入 CTO 病变内部，因此需要升级为 Conquest Pro 导丝。因 CTO 病变内的血管走行预测困难，先将正向入路的 Conquest Pro 9g 导丝一直推进到 CTO 病变出口部位（图 4-60D）。之后通过正向入路的 IVUS 检查确认正向导丝在 CTO 病变近端部位的斑块中、CTO 病变远端部位的内膜下（图 4-60E）。之后，将正向导丝作为标志，使用 Conquest Pro 12g 导丝（Conquest Pro 9g 导丝无法进入）经逆向入路推入至 CTO 病变近端部位。通过 IVUS 检查将逆向导丝的所有部分上行以通过斑块至 CTO 病变近端部位，并使两条导丝相交汇（图 4-60G）。同时经 3.5mm 球囊正向扩张并施行反向 CART 法，可见血管得到良好的扩张（图 4-60H，I）。

在本例中，逆向入路导丝升级到 Conquest Pro 导线前，先推进正向入路导丝并作为标志，此效果较好。

笔者主要叙述了逆向入路时 Conquest Pro 导丝的使用方法，在逆向入路时 Conquest Pro 导丝可使用的情况有限，因此在适合的情况下再选用该导丝非常关键。

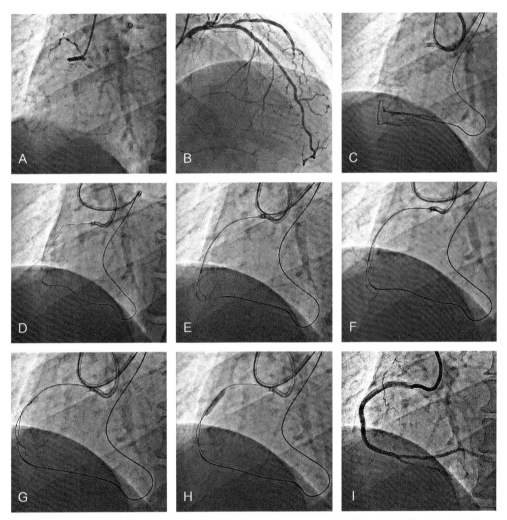

图 4-60　右冠状动脉近段 CTO 病变处使用 Conquest Pro 导丝逆向入路法治疗患者 1 例

秘传技巧

实际的 Conquest Pro 导丝操作法

　　因为几乎感觉不到从导丝传递到手上的感觉，所以操作时要以造影图像信息为基础，使导丝前端朝目标方向推进。这时，采用多方向造影或旋转造影对血管行三维成像十分重要。

（四）Knuckle 导丝

在导丝及微导管一起通过的某条侧支血管通路，从到达 CTO 病变远端部位开始，逆向入路导丝通过 CTO 病变内时可考虑使用 Knuckle 导丝技术。

该技术主要将 Knuckle 形状的导丝送入 CTO 病变内，原则上从 CTO 病变远端部位开始，过了一段时间会进入内膜下空间，因此可考虑放弃内膜下寻径。为权衡造影剂的使用量和放射量等因素，就笔者而言在容许范围内如果开通 CTO 病变的可能性很大，则应尽可能多地行内膜寻径。然而，对于内膜寻径困难的病变，预计造影剂的使用量和放射量都会增加，此时应考虑采用该技术。

逆向入路的导丝多数情况下会进入内膜下，因此在中途出现分支时，维持原状通过内膜下导丝后并置入支架，会使分支自然消失。对于影响心功能分支的病变，在尝试 Knuckle 导丝时，可将该导丝作为标志并经由正向入路行内膜寻径。

1. Knuckle 导丝技术的适应证　若充分考虑以上所述，一般来说，对于长 CTO，沿途没有会产生影响心功能分支的病变，以及血管走行不明的病变都适合采用该技术。靠近后降支或左心室后支分叉处为 CTO 病变的远端部位，同时拥有长病变的右冠状动脉 CTO 病变是代表性的适应证。

另外，与 CTO 病变长度无关，有意识地将逆向入路导丝推入内膜下时（如 CTO 病变内有严重钙化并影响导丝穿通的病例）也可使用该技术。有时也可有意识地将从正向和逆向两方向来的导丝通过相同的假腔（内膜下），同时尝试联用反向 CART 技术导丝（图 4-61）。

2. Knuckle 导丝技术的实际操作　首先从到达 CTO 病变远端部位的微导管开始，使用穿通用的 CTO 导丝穿通数毫米（图 4-62A），并推进微导管（图 4-62B）。之后，拔出穿通导丝，从前端开始 2 ～ 3mm 的部位反转弯曲导丝，插入并推入 CTO 病变内（图 4-62C）。原则上为了向内膜下空间推进，最好使用的导丝是能降低血管阻力且润滑性好的聚合物护套型导丝（SION black、Pilot 系列等）。稍稍推进导丝后，紧接着推入 Corsair 微导管，然后再推进导丝（图 4-62D、E）。基本上没有必要转动导丝，只需要推送导丝前进。像这样交替作业推入导丝后（图 4-62F、G），Knuckle 导丝多数情况下都可进入 CTO 病变的内膜下（图 4-62H，I）。在血管扭曲部位导丝也会自动沿路径推进。分支，尤其是右冠状动脉病变，因为是钝角，逆向入路推入的 Knuckle 导丝误入分支的风险较低，然而反方向推进导丝时可能会造成分支丢失，同时必须注意不要穿孔。

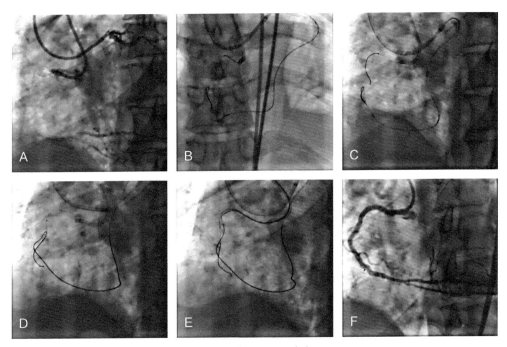

图 4-61　Knuckle 导丝技术有效的右冠状动脉 CTO 病变

A. 从右冠状动脉入口处分出圆锥支后开始到右冠状动脉远段为止比较长的 CTO 病变，再次操作尝试开通病变；B. 在 CTO 病变远端部位使用 SION black 导丝开始行 Knuckle 导丝技术；C. 稍稍推进导丝并推入微导管（Caravel），交替前进，在圆锥支内留置导丝；D. 使用 Knuckle 导丝技术将逆向入路的导丝向靠近 CTO 近端部位推进；E. 逆向入路的导丝作为标志，开始沿正向入路推送导丝，在两方向的导丝重叠处施行反向 CART 术；F. 最终造影

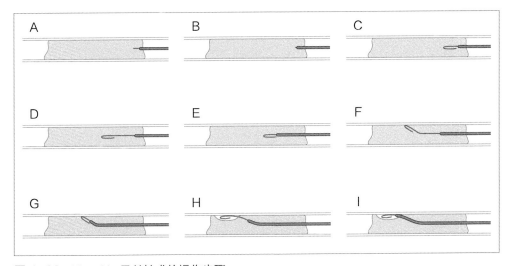

图 4-62　Knuckle 导丝技术的操作步骤

将导丝推入并靠近 CTO 近端部位后，移至正向入路的导丝操作。将逆向入路的导丝作为标志并推进导丝，导丝彼此接近或重叠的部位试行反向 CART 术。

秘传技巧

通常情况下，使用上述聚合物护套型导丝时，推进中途会形成较大的环。若维持原状继续推进，则内膜下间隙过大，血管本身会扩张，也就是说会导致血管外膜的伸展。而在动物实验中，血管外膜的过度扩张使新生动脉发生粥样硬化的概率增加。当推进时会形成较大的环时，为避免导丝再次形成环，可选用 Knuckle 技术推进较为锋利的导丝 Knuckle，可考虑使用 Gaia 2nd 导丝或 Gaia 3rd 导丝制成 Knuckle 状。将聚合物护套型导丝制成 Knuckle 状的要点为，无法插入微导管时，可加大预制形状的前端弯曲角度，笔者就以小于 90° 的弯曲插入微导管。此外，对聚合物护套型导丝使用 Knuckle 导丝技术无法推进时，有时对 Gaia 2nd 导丝或 Gaia 3rd 导丝使用 Knuckle 导丝技术也无法经逆向将该导丝向 CTO 近端部位推进。到 CTO 近端部位的距离长且血管走行不明的情况下，正向也可采用 Knuckle 导丝技术，以逆向导丝作为标志，推入正向导丝至逆向导丝所在部位，多数情况下，正向、逆向导丝都在内膜下，此时容易行反向 CART 术。

（五）反向 CART 时的导丝操作方法

作为追求 CTO 治疗成功率的手术者，CART 是必须熟悉的概念。尤其是伴随着反向 CART 术的发展，CTO 治疗的成功率显著提升，故已成为世界标准。若逆向导丝和微导管成功到达 CTO 的远端部位附近，则基本上手术也就成功了（此后的成功率为 93.4%）。

下面将围绕其发展过渡和要点展开阐述，以帮助大家理解和活用现代复杂的反向 CART 术。

1. 反向 CART 术概念

（1）传统反向 CART 术：CTO 内正向和逆向导丝一同进入内膜下时，正向球囊扩张，故意制造出两个内膜下连接的共同空间。利用这一连接，经逆向使用润滑性良好的聚合物护套型导丝通过，之后继续前进并到达正向真腔（图 4-63）。

（2）IVUS 指导下反向 CART 术：反向 CART 术的问题在于会受到导丝性能的限制，扭控性能变差，有时逆向导丝难以通过连接处。这时在 IVUS 指导下反向 CART 术应运而生。按照该方法，以 IVUS 图像为基础可决定经正向退出导丝的最佳部位，并选择适合血管大小的球囊，再应用内径 3.0mm、3.5mm 甚至 4.0mm

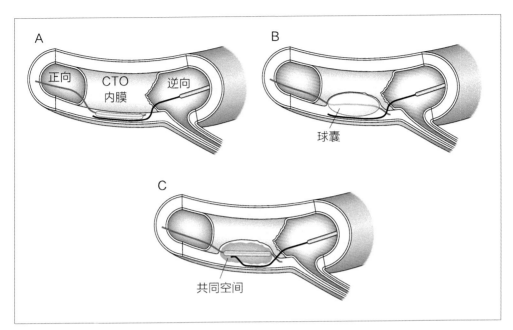

图 4-63　反向 CART 的模式图

的球囊扩张，此时再使用软的聚合物护套型导丝则能较容易使导丝进入正向入路。

　　（3）支架反向 CART，GuideLiner 反向 CART：有时尽管通过 IVUS 确认正向、逆向的导丝存在于共同空间，但无论如何都无法通过导丝。这种情况下可从正向的真腔位置置入支架，或放入 GuideLiner 等延长导管，从而增加导丝通过的可能。同时缩小已经扩大的分离腔，减少血管回缩，并形成视觉上的目标，从而预防导丝再次误入斑块或内膜下（图 4-64）。

　　2. 考虑反向 CART 的情况　正向途径是 CTO 治疗的基础，随着操控性能优异的 Gaia 系列导丝的使用，单纯正向途径完成手术的经验也有所增加。然而，当以下情况出现时：①正向途径导致假腔扩大；②存在坚硬的 CTO 近端纤维帽或钙化病变等，正向导丝无论如何都会进入内膜下；③右冠状动脉的 CTO 病变闭塞段长、病变弯曲程度高、血管走行不明。

　　应尽早想到反向 CART 术，并考虑切换为逆向途径。长时间漫无目的地进行正向途径手术反而会使成功率下降。

　　此外，右冠状动脉和主干开口闭塞或者 CTO 入口处有分支，应考虑逆向为首选策略，从而获得良好结果。

　　3. 导丝的操作和旋转方法　笔者并不仅限于逆向途径，而是根据情况区分使用两种导丝操作方法。

（1）右手主导的操作：通过右手使用拇指、示指、中指轻轻捏住扭控器，顺时针、逆时针交替旋转导丝的同时向前推进。左手握住连接器或微导管的中心。如果采用高速旋转的方法，可以使摩擦阻力减小并得到较大的推进力。使用这一极端的方法时，有时会故意取下扭控器，直接用拇指、示指、中指捏住导丝并高速旋转（称为 super drilling）（图 4-65）。

（2）双手操作（左手推送，右手旋转）：用右手把持扭矩，45°左右连续旋转，用左手第 1 指和第 2 指按数毫米的推送距离控制导丝。可感觉到从导丝传递到斑块的阻力，并在感受触感的同时进行操作（图 4-66）。

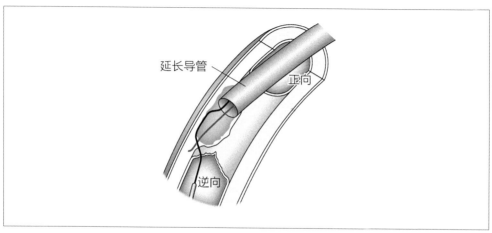

图 4-64　GuideLiner 反向 CART 的模式图

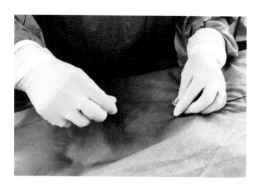

图 4-65　右手主导的操作

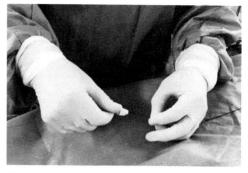

图 4-66　双手操作

4. 导丝的选择　反向 CART 时导丝的选择非常重要。导丝通过分支通道后，而后跟进微导管，它能到达的位置取决于导丝与 CTO 远端纤维帽的接近程度，因此即使采用了相同的系统，对于不同病变情况其获得的扭矩传递性也有所不同。能用于 CTO 治疗的导丝类型有限，术者要根据不同情况，选择最佳的导丝进行操作。

（1）进入 CTO 远端纤维帽时的导丝：如果有用于分支通道寻径的导丝（SION、Fielder XT-R 等），使用该导丝直接对准并一次穿通是没有问题的。对于疏松组织寻径则更加容易通过。

若远端纤维帽呈锥形，则按照 Fielder XT-R 导丝→ Gaia 1st 导丝→ ULTIMATE bro3 导丝的顺序进入 CTO 病变。如果存在钝性或坚硬的斑块，按 Gaia 2nd 导丝→ Gaia 3rd 导丝顺序进入。每次只允许在尝试进入时使用钻技术，并推送导丝。

（2）CTO 内寻径的导丝：笔者根据 Gaia 1st 导丝和 2nd 导丝使用偏向技术作为内膜下寻径的第一选择（参照下文秘传技巧）。

若该导丝在 CTO 病变中操作性有所下降，或者病变坚硬无法前进时，可选用聚合物护套型导丝（Fielder XT-R、SION black）并采用钻技术，或使用 Knuckle 导丝，逆向进入 CTO 病变体部。

（3）再次进入导丝（反向 CART 时）：可考虑选择 SION black、Fielder XT-R 或 Fielder FC 等聚合物护套型导丝再次进入。对于较硬的导丝，再进入后可能会再次进入斑块内。所以，在无法再次进入时，先探究其原因，根据原因可将导丝交换为 CTO 导丝，尝试不同的反向 CART 法或尝试改变反向 CART 的部位。

秘传技巧

根据 Gaia 1st 导丝和 2nd 导丝进行可见的疏松组织寻径

我们手术时应充分利用 Gaia 导丝头端较硬、后端较软的最大特征，将该导丝前端轻轻弯曲并施行内膜下寻径术。具体来说是将导丝伸入 CTO 斑块内，必须按前述行双手操作，不旋转导丝并按毫米单位推进，若发生偏转则停止前进并拉回导丝，将其旋转 45° 左右再次推进。若再发生偏转则停止推进并重复同样的操作。通过该操作，Gaia 可自动追踪应该通过的路线。如果反复多次操作导丝旋转了 360° 仍无法前进，就算使用微导管跟进后仍无法推进导丝的话，则无法使用 Gaia 1st，应升级为 Gaia 2nd 并增加导丝前端硬度。使用这种方法，导丝一般不会穿出血管外，可以安心地在血管内（内膜）推送追踪导丝。

基本上钻的操作是禁止的。若使用该操作，Gaia 导丝容易刺破中膜并穿出血管外，因此需特别注意。

（六）现代反向 CART

近年来多提倡被称为现代反向 CART 法的导丝通过 CTO。然而，因为该技术并没有明确的定义，与原有的传统反向 CART 法相比，使用混乱的情况比较多见。下面将以笔者的理解为基础阐述现代反向 CART 法。

1. 现代反向 CART 法基本概念　针对 CTO 病变，正、逆向途径结合开通已成为标准化的治疗方法。日本 Retrograde Summit 的注册研究报道显示，一旦导丝能通过分支血管通路，则手术成功率基本上能达到 90%。也就是说采用逆向途径，若能将导丝送至 CTO 病变的出口处，手术就基本上成功了。因而对于 CTO 术者来说，正向和逆向技术结合已成为一种有魅力的治疗策略。当然，它也会产生问题，其中之一为手术时间会有所延长。实际上，在使用反向 CART 技术时常会遇到导丝通过困难问题，而现代反向 CART 技术可能以更短的时间通过导丝。

目前，Corsair 能在临床使用以后，导丝通过的策略为，首先尝试使用逆向 CTO 导丝直接通过，导丝通过不成功时则施行反向 CART。运用反向 CART 需将正向导丝推送至 CTO 病变内，在相同部位行正向球囊扩张，即所谓的设置正向球囊系统十分必要，然而该程序有时较为复杂。因此，若逆向 CTO 导丝能直接通过，则 CTO 病变的手术将明显简化，且手术时间可得到大幅度缩短。然而，逆向 CTO 导丝直接通过的成功率不超过 30%（图 4-67），因此该手术策略确定性不够，一半以上的病例需要转换为反向 CART 术。同时，对于逆向 CTO 导丝直接通过不成功的病例，会因为逆向导丝的操作导致 CTO 体部内组织损伤，也就是使内膜下空间扩大，这些情况也很多见（图 4-68A）。一旦内膜下空间扩大，则逆向导丝的操作性会大大受损。因此，继续施行反向 CART 也会难以通过 CTO 病变。而现代反向 CART 法的根本理念就是为了避免这种逆向导丝操作所导致的内膜下空间扩大，并确保逆向导丝的可操控性（图 4-68B）。

2. 现代反向 CART 术的操作方法

（1）微导管推送至 CTO 病变末端后，逆向导丝的选择和操作：首先选择前端较软的导丝（如 SION、SION black、Fielder XT-R 等），在 CTO 病变内引导该导丝。CTO 内导丝操作变得困难时，需中断导丝的操作，改用正向球囊系统。应避免轻易升级为前端较硬的 CTO 导丝，同时避免扩大 CTO 内的内膜下空间。

（2）正向球囊系统的设置：正向操作 CTO 导丝时，将逆向导丝前端部位做正向 CTO 导丝操作的标志。CTO 病变长且血管弯曲时，需要选择软且穿通力不会太

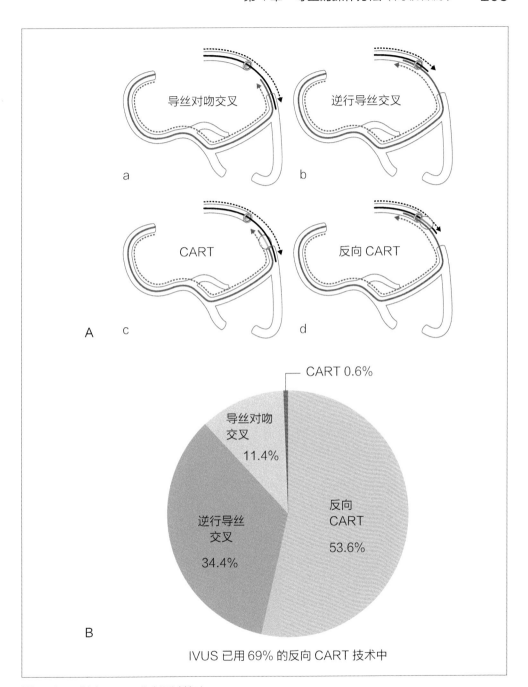

图 4-67 逆向 CTO 成功通过策略

A. 逆向途径成功的情况；B. 导丝通过 CTO 病变：67.9%（326/480）

Sumitsuji S, et al: Fundamental wire technique and current standard strategy of percutaneous intervention for chronic total occlusion with histopathological insights. JACC Cardiovasc Interv 4: 941-951, 2011.

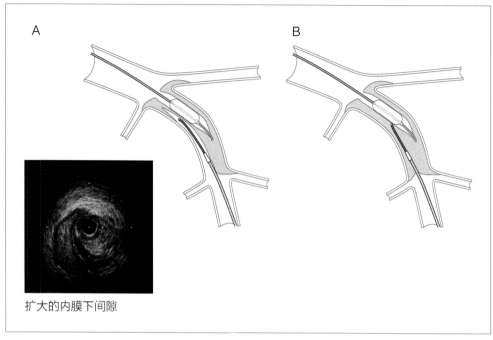

图 4-68 现代反向 CART 的概念

A. 逆向导丝失败后的反向 CART；因反向 CART 没有成功，而使用 IVUS 指引的话，逆向导丝会使已经形成的内膜下空间扩大。在这种状态下即使能操作逆向导丝，或使用只需在内膜下空间内前进的 Conquest 或 Gaia 导丝，导丝寻径也较为困难。反向 CART 的发明就是为了使手术更容易，并避免逆行性内膜下空间地扩大。因此，在这种情况下需做出策略转换，可根据 IVUS 的结果，选择符合血管管径大小的球囊扩张后继续操作；B. 现代反向 CART 术的建立：使用现代反向 CART 术，是在内膜内尽可能多地到达 CTO 远端部位，带入球囊并扩张，而逆向微导管则尽量伸入反向 CART 部位之后。在逆向导丝操作中，多使用 Gaia 2nd、3rd 导丝等，可在不扩大内膜下空间的同时控制偏向的导丝，在正向球囊扩张的同时穿刺伸入。这时可使用旋转造影技术，理想情况是将球囊尽可能地推向与中心轴成 90°的位置

强的导丝。笔者所在医院多选用扭控性能好且穿通到血管外风险小的 ULTIMATE bro 3 导丝。

（3）IVUS 检查的联用：运用现代反向 CART 术时，有时也可使用 IVUS 来确认钙化程度、血管管径和导丝的位置，并作为决定合适的下一步手术的有效手段。然而，从多个方向看两方向的导丝前端位置基本上都重叠时，在这个位置行反向 CART 的成功率较高，导丝通过的可能性很高，因此不一定必须使用 IVUS。另外，当正向的导丝无法引导至作为标志的逆向导丝的位置时，应尽快确认 IVUS 结果。只有确认了导丝的相互位置才能有效决定下一步手术。关于 IVUS 的选择，多使用 IVUS 导管的前端和成像核心距离短的导管，而若使用到前端距离长的 IVUS，

假腔或血肿可能会进展并超过 CTO 病变的末梢。尽管泰尔茂公司的 Navifocus 或 Volcano 公司的 Eagle Eye 都可以使用，但管径更细的 Navifocus 导管更容易推入 CTO 内，此为最佳选择。

（4）现代反向 CART：用于反向 CART 的球囊直径在右冠状动脉多选择 2.5～3.0mm，左冠状动脉 2.0～2.5mm。通过 IVUS 能确认血管管径时，则根据血管径大小来选择球囊尺寸。此外，对于现代反向 CART 术，逆向 CTO 导丝的选择也十分重要。近年来开发出了穿透力和控制性都很好的 Gaia 系列导丝，并已作为正向 CTO 的首选导丝投入临床应用。而现代反向 CART 术这一概念的提出，其前期也是使用 Gaia 系列作为逆向 CTO 导丝。根据笔者的经验，作为逆向的穿刺导丝，Gaia 2nd 导丝的穿透力不够强，首选使用 Gaia 3rd 导丝的情况较多。CTO 内部组织无钙化或纤维性斑块时，不一定要使用坚硬的 CTO 导丝（或只使用 ULTIMATE bro 3 作为正向导丝的情况等），可选择 Gaia 2nd 导丝。另外，使用 Gaia 3rd 导丝因 CTO 病变坚硬而控制困难时，有必要升级为 Conquest Pro 系列导丝，而不应执着于使用 Gaia 导丝。表 4-2 简略概括了传统与现代反向 CART 术的不同。同时，图 4-69 则显示了典型的现代反向 CART 的病例。

表 4-2　传统与现代反向 CART 术的不同

对此项	传统反向 CART	现代反向 CART
逆向导丝	直接通过失败时使用 聚合物导丝、硬导丝	作为 CTO 通过的基本策略 Gaia 2nd 或 3rd 导丝
球囊尺寸	越大越好	合适的大小
IVUS 使用	推荐	推荐
成功率	高	高
操作时间	常非常长	较短

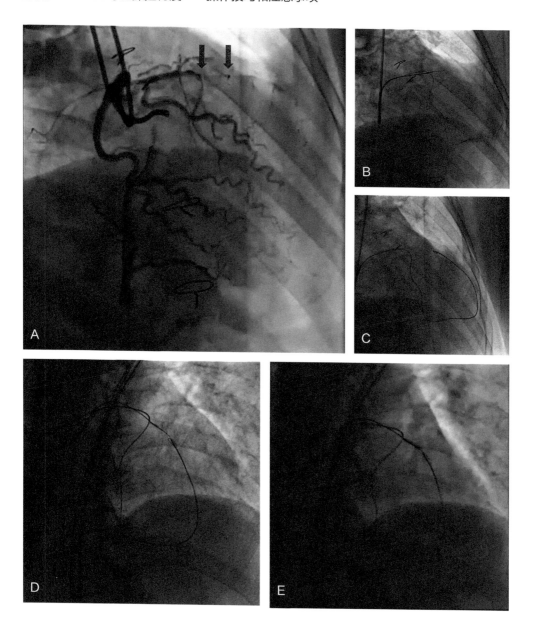

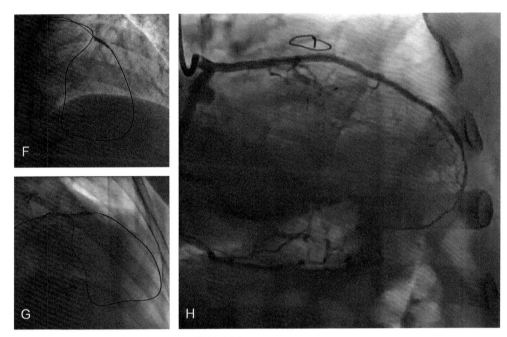

图 4-69　典型的现代反向 CART 术的病例

A．该病例为左前降支中段 CTO 病变，分出间隔支后闭塞，从右冠状动脉后降支发出的侧支血管连通左前降支第 1 间隔支的同侧侧支血管。B．因正向途径困难，经由间隔支的同侧侧支行逆向治疗。C．Corsair 通过侧支通道后至 CTO 远端。D．以逆向系统为标志，再次开始前向导丝入路。这时使用双指引导管，通过多方向确认 Gaia 2nd 的同时靠近逆向系统，行 1.5mm 球囊扩张。E．IVUS 确认正向导丝在内膜下，用 2.5mm 球囊行反向 CART。F、G．Gaia 3rd 作为逆向导丝，经多方向确认后，以正向球囊为目标，导丝穿刺通过。H．置入 2 枚药物洗脱支架（DES），最终获得良好的扩张

秘传技巧

　　实施现代反向 CART 术时，其必要条件是逆向导丝已经在斑块内。导丝的前端一旦进入内膜下，会立即失去其控制性能，即使使用了 Gaia 系列导丝，从该位置到目标方向的斑块内修正导丝在理论上也是困难的。此外，逆向 CTO 导丝进入 CTO 入口的内膜下并不罕见。当确认 CTO 出口处钙化、扭曲时，在右冠状动脉远段分支部的 CTO 病变便很容易陷入这种状况。术者若没有意识到导丝已经误入内膜下，仍继续操作的话，会迅速使空间呈半月状扩大，从而形成更大的内膜下空间。若发生这种情况，很多术者会考虑使用 Gaia 导丝继续反向 CART，然而这种导丝选择是错误的。即使使用了 Gaia 导丝，对其操控性也不可能像在现代反向 CART 时一样。这种情况下，应尽早通过 IVUS 确认逆向导丝的位置，并评估内膜下空间的程度，在已经判断出现代反向 CART 实施困难时，需要切换为内膜下的导丝寻径，这时导丝也不应选择穿透力强的 CTO 导丝，而是应更换为 ULTIMATE bro 3 或 SION black 等较软的导丝。

回顾笔者最近实施反向 CART 术成功通过导丝的 30 例病例，使用现代反向 CART 术通过导丝的病例不超过 19 例，另外的 11 例（36%）则采取包含 Knuckle 导丝技术在内的传统反向 CART 治疗。现代反向 CART 术是一种只有在满足了上述一定的条件时才能施行的技术。术者应先理解或预测 CTO 病变内两方向的导丝位置，并据此判断现代反向 CART 术施行的可能性，从而选择合适的导丝和手术方式。只有迅速并有效做出判断，才是现代的 CTO 治疗手段。

（七）体外化的方法和注意点

1. 在正向指引导管内，沿逆向导丝推入球囊　球囊使用 KUSABI（Kaneka 公司）或 2.5mm 直径球囊。导丝的球囊锚定部位最好避开聚合物护套或亲水涂层部位，再加上 12 个大气压程度的压力。使用带侧孔的指引导管时，若球囊卡在侧孔部位可能破裂，因此需避免使用。

2. 微导管在指引导管内推进　若微导管在指引导管内推进过深，则拔出十分困难，而太浅则会致其脱出导管外，插入导管内 10mm 左右为佳。解除球囊锚定后微导管会自然地脱出，因而可在解除球囊锚定后等待约 15 秒，再确认微导管的位置。球囊拘禁后，如果微导管插入时导丝的张力过高，则正向导丝可能会造成入口部位的损伤，需格外注意。

3. 交换 RG3 导丝　RG3 导丝是一种为了体外化特别制造的长 330cm 的导丝，其外径仅 0.010in，故可顺滑地从微导管内拔出。RG3 导丝可进入正向 Y 阀连接处。插入 RG3 时若感觉到抵抗，可能是因为微导管已经脱出，或碰到了正向导管内的装置，需立即在造影下确认并采取应对措施。

秘传技巧

Y 阀连接处不用出血而拔出 RG3 导丝的方法

　　RG3 导丝从 Y 阀连接处出来时，通常从指引导管处将 Y 阀连接器拔出，使用插入 Y 阀连接器的引导针引导。而这时出血会成为操作中的一大问题，尤其是使用 7 ~ 8F 指引导管进行手术时，可能会造成相当量的出血，因而还会产生导丝辨别不清等问题。但是，若使用球囊止血的方法，便能有效解决这一问题。

　　（1）RG3 导丝碰到 Y 阀连接处以不会弯折的程度充分伸入。若 RG3 导丝发生弯折，会成为后续装置插入时的障碍，需十分注意。

（2）用于拘禁的球囊在正向导管内扩张约 10 个大气压。使用带侧孔的指引导管时，可在其近端部位扩张。而球囊扩张会阻断来自正向导管内的血流，从而达到止血的目的（图 4-70）。

（3）Y 阀连接器从指引导管内拔出。

（4）将引导针插入 Y 阀连接器中，再通过引导针插入 RG3 导丝。

（5）连接 Y 阀连接器和导丝，解除球囊扩张。维持引导针插入 Y 阀连接器的状态以进一步推入 RG3，将 RG3 经引导针推出，以距离指引导管 25cm 左右为佳，之后排除指引导管内的空气。还应该注意的是，反向 CART 本后或实施正向介入时，在正向指引导管行造影可能会导致冠状动脉夹层，因此要轻轻退出入口处导丝并小心操作。此外，逆向入路的 RG3 可自然地伸入该部位，因此可在 RG3 的末端拧上转动器固定。

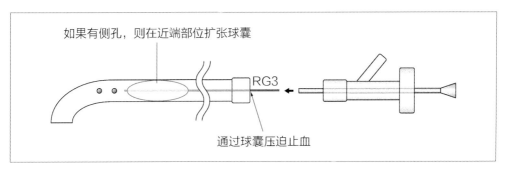

图 4-70　球囊止血法

4. 至逆向通道覆盖部位拔出微导管　这时应该注意的是，因逆向指引导管的伸入可能会造成开口部位损伤（手术结束后拔出装置系统时也必须注意）。如果对侧冠状动脉发生夹层撕裂而发生血流缓慢，则 CTO 病变再灌注前心肌组织几乎完全缺血，从而发生致命并发症，操作时要非常小心。拔出微导管时，因相互摩擦会使逆向指引导管深插，因此在拔出微导管前，要事先退出逆向导管。这样做仍被带入并碰到入口部位时，必须在手术过程中不断通过图像确认逆向指引导管的位置，指引导管被带入时，每次都要向外调整指引导管的位置。笔者在手术时，为了减小摩擦力，会在使用 Corsair 时经顺时针和逆时针交替各旋转 5 圈，重复的同时拔出导管。为预防手术过程中的张力而导致的血管损伤，可至被逆向通道覆盖的部位拔出微导管。若微导管的位置过于靠近 CTO 病变处，正向造影时造影剂的流出部位消失，可能导致冠状动脉假腔的扩大和进展，因此这时可使用双腔微导管，并更换正向系统。需要治疗逆向通道流入部位远端的病变时，也可进行同样的变更。

（八）Rendezvous 法

1. Rendezvous 法的概念　近年来，针对下肢动脉 CTO 病变的治疗，因双向靠近方法和 Cutback 法的发展，早期成功率几乎可达到 100%。该双向靠近方法即为 Rendezvous 法，操作时从闭塞部位的上下部分同时推入指引导丝后，根据造影所见，使两条指引导丝几乎在同一条直线上前进并相互连接，将一端的指引导丝插入另一端的微导管中。

该方法的最大优点在于，闭塞部位的两端必定在真腔内，因此中途导丝无论是在真腔还是在假腔中，都能确保留置支架后有正常的血流供应末梢血管。

2. 首先习惯在外周血管中使用 Rendezvous 法　针对下肢动脉及膝关节动脉的 CTO 病变，Rendezvous 法已经成为一般治疗手段。尤其在 CTO 部分导丝无法呈直线移动时，使用 Rendezvous 法可能有很高的成功率。

秘传技巧

（1）必须要从不同的两个方向观察，并至少在确认导丝几乎在同一条线的基础上控制上下导丝。

（2）滑入一边的微导管导丝使用 Conquest 锥形导丝。

（3）根据需要来回转换汇合点十分重要。

3. Rendezvous 法用于冠状动脉　若在末梢血管的血管内治疗（EVT）中已习惯使用 Rendezvous 法，将 Rendezvous 法带入冠状动脉 CTO 治疗后，有时你会发现两者几乎是相同的情况。

目前，尽管一般情况下多使用反向 CART 术或现代反向 CART 术，而实际上有些时候 Rendezvous 法更简单有效。

秘传技巧

针对冠状动脉需要特别注意的关键点为：①用于 Rendezvous 的导丝通常倾向于选择 Gaia 2nd 或 Gaia 3rd 导丝，在其通过困难的严重钙化病变内也可使用 Conquest Pro

导丝；②微导管可用 Corsair 或 Caravel，其前端不可透过，容易行 Rendezvous 法；③通过双平面造影系统，从不同的两个方向同时确认指引导丝前端和微导管前端的位置关系，向着位置对齐的方向推进。如果可能的话，使用放大模式观察造影图像，可提高其能见度。

4. 如何操作　以下逐步说明操作顺序。

（1）探寻逆向路径，使用 Corsair 通过 CTO 的远端真腔。

（2）同时准备正向途径。

（3）从两侧将一边的导丝以另一边为目标进入 CTO 内。

（4）交替推进正向和逆向导丝，尽可能地将两条导丝相互靠近。

（5）两边相互非常接近时，将一边导丝引导入另一边的微导管中。

（6）操作数次仍困难时，可更换为另一边的导丝和微导管，再次尝试。

（7）导丝通过不顺利时，可推进导丝至相互交叉，探寻最近的交叉部位，再次尝试同样的操作。

5. 病例　患者 60 岁男性，右冠状动脉近段闭塞（图 4-71A），行 PCI 术。在 RCA 末端将 Corsair+SUOH03 从 S4 通过至右心室（RV）支正下方（图 4-71B）。从前向入路通过圆锥支，经 IVUS 确认主支，推进 Corsair+Gaia 2nd 导丝，同时逆向途径也交换为 Gaia 2nd 导丝。从 RAO 和 LAO 两方向同时确认导丝在 CTO 内前进，但两者在 CTO 内并未相互交叉（图 4-71C），一边在上下改变位置，一边小心地推送导丝相互靠近，直到从不同的两个方向看，正向的 Corsair 和逆向的 Gaia 2nd 导丝在同一点交叉（图 4-71D）。最终使得逆向的 Gaia 2nd 导丝汇合进入正向 Corsair 中（图 4-71E）。IVUS 显示，导丝全程在真腔内。继续操作，置入 Resolute Integrity 支架 3 枚，成功完成血供重建（图 4-71F）。

在该病例中，通过双平面造影系统，从不同的两个方向同时确认导丝和微导管的位置，并努力达成正向和逆向导丝在两个投照体位上交叉，其交叉点用"→"指示（图 4-72）。

导丝无法在交叉点顺利汇合时，可以交换正、逆向导丝和微导管的组合，来回转换病变的前后端（◄►），通过不断尝试，以寻找能够汇合的位置。

（九）圈套器的使用方法

目前，为成功对 CTO 病变行 PCI，逆向途径已经是一种必需的选择。作为逆

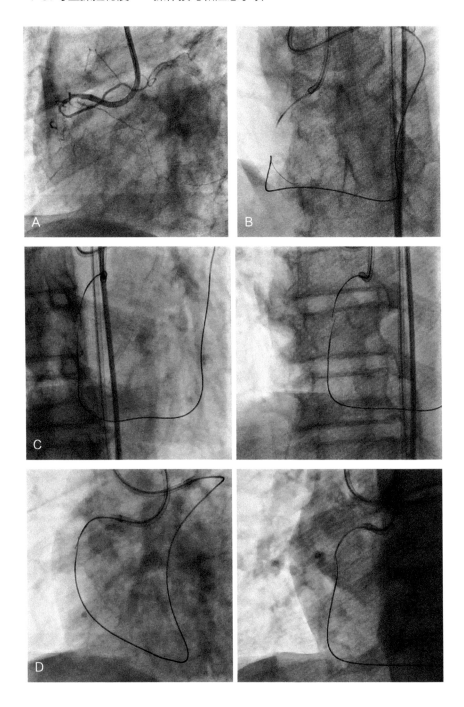

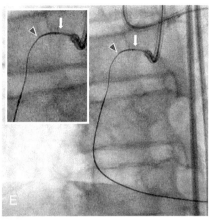

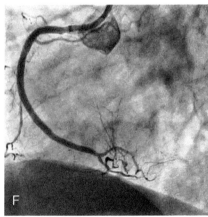

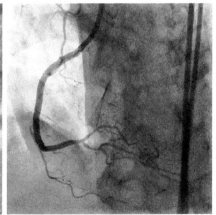

图 4-71　右冠状动脉近段 CTO 病变

向导丝的通过方法，在 CTO 内行反向 CART 术已经成为一种标准手段。因此，正向导丝能进入病变内也是必不可少的。然而，若开口部位存在病变，放入指引导管困难的情况并不少见，同时也存在正向导丝无法到达病变处的情况。这种情况下，就不得不逆向导丝通过病变。这时，用什么方法将逆向导丝从主动脉带入正向指引导管内非常重要，下面将针对该方法进行简要概述。

　　1. 现有的设备　为了将主动脉内逆向通过的导丝引入正向指引导管内，现有的设备有鹅颈圈套器（图 4-73A）和 EN Snare（图 4-73B、C）。鹅颈圈套器主要分为大血管用鹅颈圈套器和小血管用鹅颈圈套器两类，大血管用鹅颈圈套器长度短、实际使用较困难；而小血管用鹅颈圈套器尽管在常规系统下都能使用，但其最大环径为 7mm，在主动脉内成功捕捉导丝的概率不高，笔者一般不使用。基于同样的理由，3 环状的 EN Snare 中大环径的类型也无法使用，实际情况中多使用

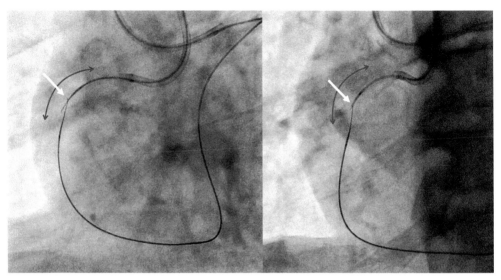

图 4-72   Rendezvous 法实际应用

从不同的两个投照体位同时确认,努力使正向和逆向导丝在两个投照体位中都相互交叉,该位置图中用箭头表示。这时,来回转换微导管前端和对侧指引导丝的交叉点(◄►所示)并通过不断尝试来寻找能够汇合的位置

4 ～ 8mm 的迷你型 EN Snare(图 4-73C)。

2. 手工制造圈套:适用于 8 F 指引导管   笔者喜欢使用的方法为手工制造圈套。延伸导管(笔者喜欢使用 GuideLiner),2 ～ 2.5mm 球囊,0.014in 导丝的使用体系中,需要使用 7F 以上(推荐 8F 以上)的指引导管,某些情况下也可使用 7F 以下的指引导管,方法如下。

(1)使用 7F 以上指引导管的情况(图 4-74A ～ D)

1)球囊推进至 GuideLiner 远端部位。

2)从 GuideLiner 的外侧开始反转导丝,将其插入 GuideLiner 内,并通过球囊扩张固定。

3)运用球囊扩张,将导丝的不透光部位在 GuideLiner 内固定。

(2)使用 7F 以下指引导管的情况(图 4-74E、F)

1)沿导丝将球囊推进至 GuideLiner 的远端部位。

2)从球囊前端拉出导丝并制作套环,反转导丝前端并插入 GuideLiner 内,通过球囊扩张固定。

若推进导丝则容易形成大的套环,在套环内捕捉到目标后,可拉回导丝使套环缩小并捕捉。手工制造圈套可全部都拉入指引导管内。

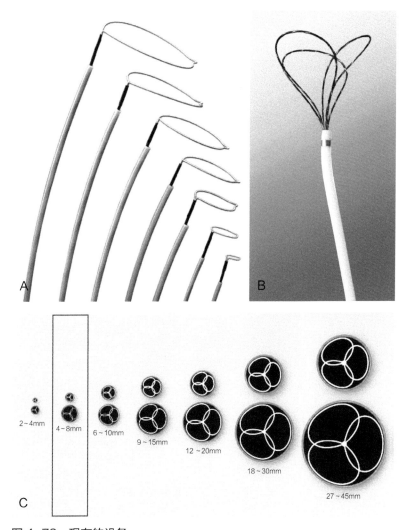

图 4-73　现有的设备
A．鹅颈圈套器；B．EN Snare；C．EN Snare 不同尺寸；2 ～ 4mm、4 ～ 8mm
的迷你型圈套长 175cm，圈套导管长 150cm

3. 拉入导丝后的操作方法　将逆向导丝拉入指引导管内后，将微导管
（Corsair、Caravel）逆向地向正向指引导管内推进。之后，逆向拔出导丝，更换为
330cm 的 RG3 导丝并完成体外化，很明显，这时设备可向前正向推进。必须要注
意的是，使用圈套器或 EN Snare 捕捉导丝时，导丝无法从圈套中释放出来，就算
能释放出来，弯曲的导丝也可能无法向逆向微导管内伸入和拔出。在这种情况下，
必须要正向将导丝拔出。若此时有很强的抵抗感，则需要小心操作避免使圈套或

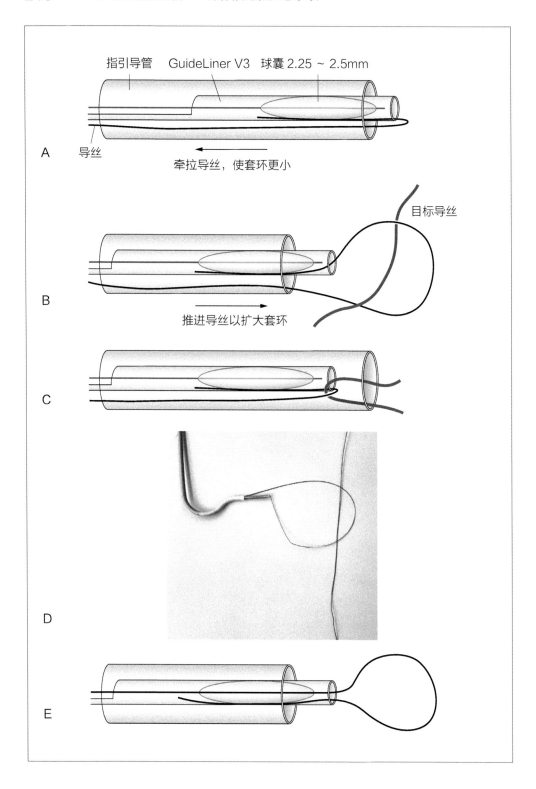

指引导管   GuideLiner V3   球囊 2.25 ~ 2.5mm

A   导丝

牵拉导丝，使套环更小

目标导丝

B

推进导丝以扩大套环

C

D

E

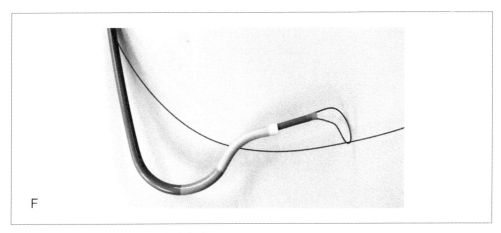

图 4-74 手工制造圈套器的制作方法

导丝断裂。此外，也需要注意正向指引导管操作，如果不加思考地一味向前伸入，便会导致冠状动脉损伤。另外，使用手工制造圈套时导丝的损伤较轻，且较少发生拔出困难。

4. **病例** 通过实际病例显示该技术的应用。

（1）病例 1：该病例为维持透析中的 70 岁左右的男性患者。其右冠状动脉严重钙化，开口处次全闭塞，末梢呈 CTO 病变（图 4-75）。可见从左前降支间隔支到右冠状动脉后降支有良好的侧支血管通道。尽管 XT-R 导丝能正向通过，但无法通过装置（图 4-76A）。因此，经左前降支间隔支行逆向入路，将 Gaia 2nd导丝逆向进入主动脉。制作手工圈套器（图 4-74A ～ C，见图 4-77A），在主动脉内捕捉导丝，进入正向指引导管内（图 4-76B、C）。使用 RG3 330cm 导丝成功体外化，从正向开始预扩，而后置入药物洗脱支架（图 4-76D）。

（2）病例 2：该病例为右冠状动脉开口部闭塞，呈板状钙化（图 4-77A）。首先，经左前降支间隔支到达右冠状动脉末梢，将导丝更换为 ULTIMATE bro3，成功通过进入主动脉（图 4-77B）。

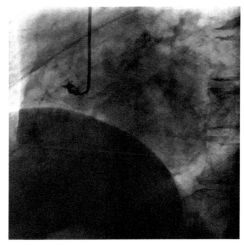

图 4-75 LAO 50° 右冠状动脉造影
右冠状动脉开口处次全闭塞，可见到第二段的通道

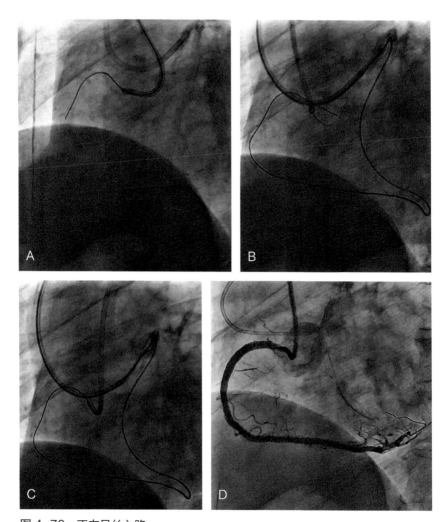

图 4-76　正向导丝入路

A. 在 GuideLiner V3 和 Corsair 的支持下推进 Gaia 2nd 导丝，但是 Corsair 微导管在冠状动脉内无法前进；B. 将 Gaia 2nd 导丝逆向进入主动脉内，运用 GuideLiner V3+2.5mm 球囊 +SION 导丝，制作手工圈套（图 4-74A ~ D）；C. 成功引导逆向导丝进入正向指引导管内；D. 最终造影

使用迷你型 EN Snare 4 ~ 8mm 将导丝抓捕至正向导管内（图 4-77C）。成功体外化并进行预扩，开口部位置入药物洗脱支架，成功实现血管再通（图 4-77D）。

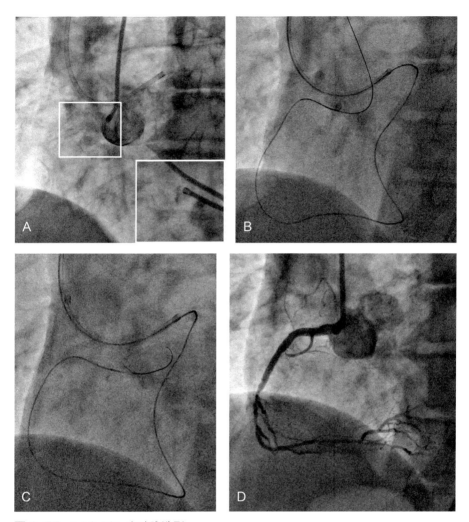

图 4-77　LAO 50° 主动脉造影
A．右冠状动脉入口部呈板状钙化（白色正方形框），完全闭塞；B．通过经左前降支间隔支的逆向导丝通路，使用 ULTIMATE bro 3 进入主动脉；C．正向送入 EN Snare 4 ～ 8mm 圈套器，将 ULTIMATE bro 3 向套环方向推进，并成功捕捉导丝；D．最终造影

参考文献

［1］ Kim WJ, et al：Comparison of single- versus two-stent techniques in treatment of unprotected left main coronary bifurcation disease. Catheter Cardiovasc Interv 77：775-782, 2011.

［2］ Karrowni W, et al：Single versus double stenting for unprotected left main coronary artery bifurcation lesions：a systematic review and meta-analysis. J Invasive Cardiol 26: 229-233, 2014.

［3］ Song YB, et al：Optimal strategy for provisional side branch intervention in coronary bifurcation lesions：3-year outcomes of the SMART-STRATEGY randomized trial. JACC Cardiovasc Interv 9：

517-526, 2016.

［4］Park SJ, et al：When and how to perform the provisional approach for distal LM stenting. Euro-Intervention 11（Suppl V）：V120-V124, 2015.

［5］Niemelä M, et al；Nordic-Baltic PCI Study Group：Randomized comparison of final kissing balloon dilatation versus no final kissing balloon dilatation in patients with coronary bifurcationlesions treated with main vessel stenting：the Nordic-Baltic Bifurcation Study Ⅲ. Circulation 123：79-86, 2011.

［6］Hildick-Smith D, et al；European Bifurcation Club：Consensus from the 5th European Bifurcation Club meeting. EuroIntervention 6：34-38, 2010.

［7］Okamura T, et al：3D optical coherence tomography：new insights into the process of optimal rewiring of side branches during bifurcational stenting. EuroIntervention 10：907-915, 2014.

［8］Srivatsa SS, et al: Histologic correlates of angiographic chronic total coronary artery occlusions: influence of occlusion duration on neovascular channel patterns and intimal plaque composition. J Am Coll Cardiol 29: 955-963, 1997.

［9］Katsuragawa M, et al Histologic studies in percutaneous transluminal coronary angioplasty for chronic total occlusion: comparison of tapering and abrupt types of occlusion and short and long occluded segments. J Am Coll Cardiol 21: 33-36, 1993.

［10］Okamura A, et al: Navifocus WR is the promising intravascular ultrasound for navigating the guidewire into true lumen during the coronary intervention for chronic total occlusion. Cardiovasc Interv Ther 29: 181-186, 2014.

［11］Okamura A, et al: Chronic total occlusion treated with coronary intervention by three-dimensional guidewire manipulation: an experimental study and clinical experience. Cardiovasc Interv Ther 31: 238-244, 2016.

［12］Tsuchikane E, et al: Japanese multicenter registry evaluating the retrogradea pproach for chronic coronary total occulusion. Catheter Cardiovasc Interv 82: E654-E661, 2013.

［13］Morino Y, et al: In-hospital outcomes of contemporary percutaneous coronary intervenetion in patients with chronic total occlusion insights from the J-CTO Registry (Multicenter CTO Registry in Japan). JACC Cardiovasc Interv 3: 143-151, 2010.

第5章

导丝相关并发症

第一节 误入假腔时的感觉和脱出方法

针对 CTO 病变实施 PCI 术，很重要的一点是导丝可以进入远端部位的分支血管通路，而该导丝操作技术上的本质为，在结合冠状动脉的解剖生理学知识和病理学知识的基础上，准确预测闭塞部位的血管走行，并据此推送导丝前进，然而这样做却并不总是有效。因此，本节将谈谈导丝操作的奇妙之处。

1. 什么是导丝误入假腔　针对 CTO 病变的 PCI 操作，不论导丝走行过程中是在假腔还是在真腔，只要最后能进入真腔即为成功。然而，倘若 CTO 内的导丝全部都在假腔中通过，则会失去这中间的所有分支，更谈不上临床上 CTO 病变的 PCI 成功了。也就是说，首先必须了解有些时候可允许导丝通过假腔，而有些时候不允许。导丝（图 5-1 中的导丝 2）的前端在假腔中时，继续推进也无法实现最终的血管开通。这时最差的情况在于，不合理地继续移动导丝使假腔不断扩大。如果假腔不大的话还可以采用各种方法应对，但如果大的话则难以恢复，因此不合理的导丝操作是首先要禁止的。

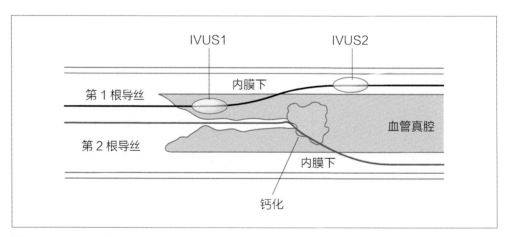

图 5-1　导丝误入假腔

2. 如何避免导丝误入假腔　最好的方法是不要进入假腔，也就是说要正确地对准 CTO 的入口部位。以左前降支的 CTO 病变为例（图 5-2A），冠状动脉造影显示，左前降支从开口处开始为无法辨别方向的 CTO 病变。此处行冠状动脉 IVUS 检查，可根据图像描绘出 CTO 的入口（图 5-2B），以此为目标可进行正确的导丝操作。最终造影如图 5-2C 所示。

不清楚 CTO 的入口时，使用 IVUS 检查常非常有效。最重要的是要知道冠状动脉的走行。只有了解了冠状动脉的解剖特点，才能使导丝准确地进入 CTO 的入口。图 5-3 左前降支 CTO 病变闭塞段冠状动脉的走行预测方向模式图，通过各种各样的投影角度确认其走行特征，并检查导丝走行是否合理的同时推送导丝。

3. 如果导丝误入假腔，如何操作较好　如果导丝已经误入假腔，应该怎么做呢？让我们全面地思考目前所说的内容吧。

秘传技巧

第一，从侧支血管造影上看导丝若有移位，证明其多数情况下已在假腔中，需要先认识到这一点。之后，对于已经在假腔中的导丝，盲目地操作会使假腔进一步扩大，因此必须禁止。第二，若再送入一条导丝，开始施行所谓的平行导丝法，这时将最初使用的导丝放在原有的位置作为标识，先通过各种投影位置确认第 1 条导丝从哪里开始偏离真腔，再使用第 2 条导丝寻找真腔位置，这就是平行导丝法（图 5-4），该方法至今仍是针对 CTO 病变行 PCI 的基本方法。

现在，从假腔寻找真腔还有另外两种方法，首先是 IVUS 引导下 CTO 的 PCI，通过 IVUS 可以确认以下三点：①现在的导丝位置是在假腔中还是在真腔中；②如果有移位，是从哪里开始的，是因什么原因移位的；③确认血管的管径，病变的长度，有无钙化，并预测是否可能发生远端栓塞等。

使用 IVUS 将导丝重回真腔，如图 5-5A 所示，并按照图 5-5B 所示确定导丝在真腔内确认导丝在假腔后，按图 5-5C 所示将导丝回到真腔中。另一种方法为使用 Stingray 球囊并借助设备的力量回到真腔中。针对该方法的解释被详细写在另一本书里，其思维方式与图 5-5C 中所显示的利用 IVUS 使导丝最终回到真腔的方法相一致。

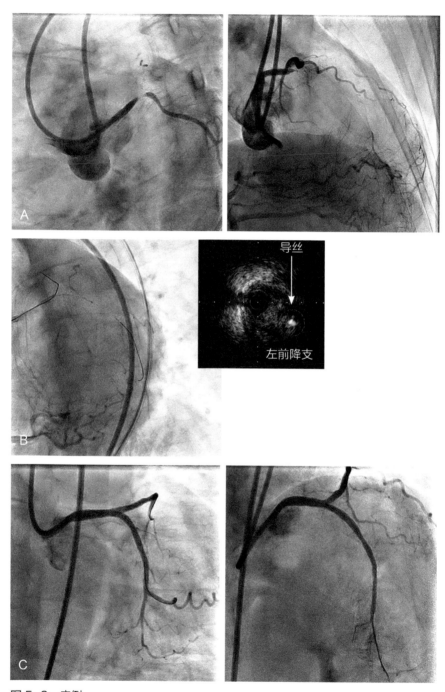

图 5-2 病例

A. 左前降支 CTO 及左回旋支开口部高度狭窄；B. 左回旋支中放入 IVUS，描绘出左前降支开口部位的形态并使导丝进入左前降支；C. 针对左前降支的 CTO 病变，左回旋支开口处的高度狭窄病变行 PCI 后的最终造影

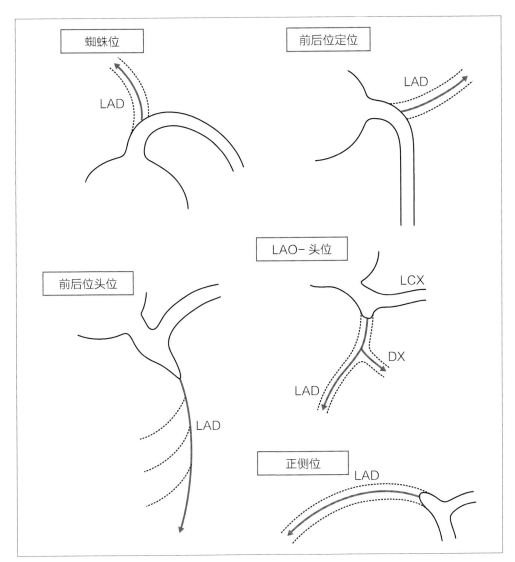

图 5-3　左前降支的闭塞冠状动脉的走行预测图
左前降支的 CTO 走行，至少可以预测其方向

　　下文将围绕再次使用 IVUS 使导丝从假腔中脱离出来进行说明。再看图 5-1，从 IVUS 1 的位置观察导丝在真腔中，然而从 IVUS 2 的位置看，导丝的位置在假腔里。导丝发生这种情况的原因在于，其中途可能碰到钙化病变而发生偏移，而 IVUS 的优点就在于可了解到导丝在哪里，因为什么原因而发生偏移。因此，要将导丝拉回并以真腔为目标。通过 IVUS，如图 5-5A 所示，可一目了然地看到导丝不在真腔内，拉回导丝，再次操作，并回到真腔，若像图 5-5B 那样则结果良好。

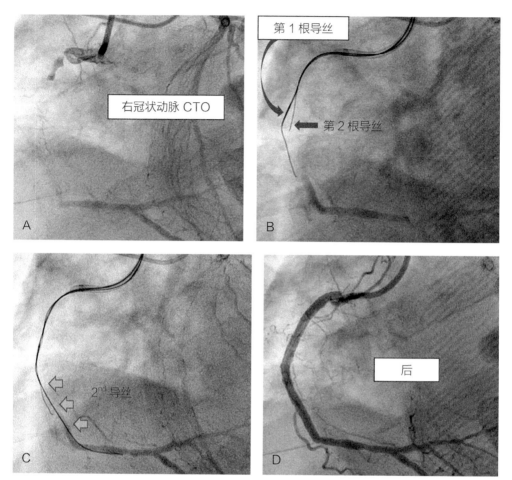

图 5-4 运用 2 条导丝操作
平行导丝法是针对 CTO 行 PCI 的基本导丝操作

当然，如果使用所有这些技能都不成功，则最好立即改用逆向入路进行操作。

4. 围绕针对 CTO 病变的 PCI 技术，关于导丝操作，其最终开通后还需要考虑什么　导丝成功进入分支血管后，操作者一定会十分高兴。导丝全部都在真腔中最好，然而若能够通过 IVUS 等手段确认其中途在假腔中通过，那么该部位存在一定分支闭塞的可能性。当然，最好是尽可能全程都在真腔中通过，然而此无法做到时，在该处置入支架前必须确保重要分支没有闭塞。根据具体情况，还可以将从真腔内通过作为目标，再次寻找真腔并纠正导丝路线。只有在这一系列操作全部都顺利进行后才能称得上 CTO 病变的 PCI 成功。

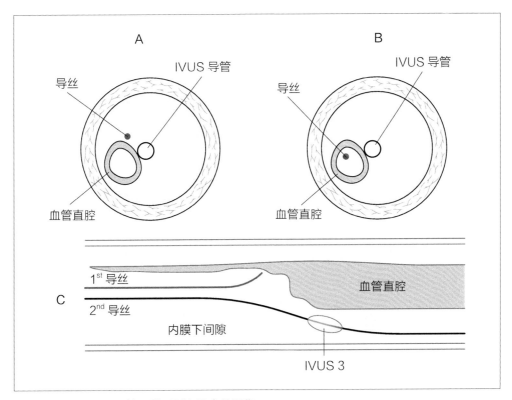

图 5-5　运用 IVUS 使导丝回到真腔中的图像

第二节　导丝拔出困难

最新报道显示，PCI 中导丝断裂的发生频率为 0.02% ～ 0.08%。其发生前常表现为导丝拔出困难，但关于导丝拔出困难的发生频率的数据尚无相关报道，预计其发生率为导丝断裂的数倍。引起导丝拔出困难的重要原因主要有两个，其中一个为病变部位支架置入时，作为分支保护的导丝被卡住；另一个是对 CTO 病变行 PCI 时导丝前端被坚硬组织困住。在任何情况下，导丝拔出困难时若能强制将所有导丝拔出的话那样最好，若有破损及残留，则有可能因血栓栓塞等导致急性心肌缺血的发生。因此，导丝有破损及残留时需要采取各种方法将其去除，关于去除方法将在后文叙述，下面将首先针对指引导丝拔出困难时的应对方法及围绕避免拔出困难可采取的技术，以临床经验为基础，展开详细阐述。

1. 陷入导丝拔出困难时可采取的措施　置入支架压住保护分支，其拔出困难的发生受到多种重要因素的影响，包括血管腔的内径、斑块的质地及血管的扭曲程度等。尽管钙化也是重要的影响因素，然而在主干近段部位即使存在钙化，其血管腔内径大，导丝困住的可能性也较低。相反，就算近段部位的主干只有浅表钙化，若其血管腔内径较小，置入支架时也容易造成导丝拔出困难。然而，这也会受到覆盖导丝支架长度的影响，比如说，如果覆盖只有约 5mm，其阻力较小，而当增加至 10mm，甚至 20mm 时，其摩擦阻力也会成比例增加（图 5-6）。

置入支架时，在预测导丝拔出困难的钙化、扭曲及病变的长度等都明确的情况下，按上述处理能够预防导丝拔出困难。应当注意的是，一般来说分支导丝的前端必须要释放 Knuckle 的形状，若维持 Knuckle 的形状并被主支支架压住，则拔出分支导丝时被支架困住的可能性很大。即使在很难被困住的病变形态下导丝也有可能被困住，因此必须要非常注意。

在 CTO 等病变中尝试通过导丝时也会在中途发生导丝被困住的情况，多数情况下是因为使用了锥形 CTO 导丝。Gaia 导丝的特性为偏转控制好，其优点在于操作者可以所想的部位为目标将其向前推进，但它的操控性会逐渐变差。

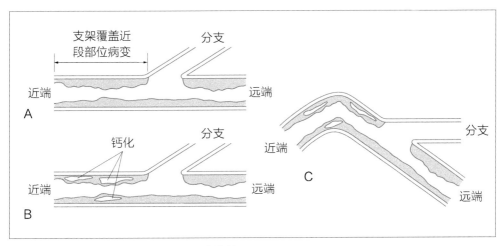

图 5-6　支架置入时分支保护导丝是卡住的重要原因

A 必须要覆盖支架的近段部位病变的长度越长，导丝拔出困难的可能性越大，以及 B 中的钙化病变或 C 中血管弯曲的情况，分支导丝卡住的可能性都较大

秘传技巧

让导丝难以困住的方法有以下几种。

（1）基本方法为分支导丝的不透光部分应该充分地向前送，以便不让支架覆盖（指引导丝前端部分越软，越容易被卡住）。

（2）支架选择尺寸略小一些的，且支架扩张时不要施加高压。使用双腔导管（Sasuke，Crusade）将导丝再次穿过分支后，再施行充分的支架扩张。

（3）靠近分支近段部位的主支病变较长时，不要使用 1 枚支架全面覆盖，而应该使用短支架处理分支部位，再用另一枚支架全面覆盖。

此外，过度相信其穿通力，用很强的力量推动并转动导丝时，发生导丝困住的情况较多。

秘传技巧

预防这种类型导丝困住的情况时需要注意以下几点。

（1）导丝无法前进时，避免使用钻技术向同一个方向过度旋转（最差的情况是出现导丝扭曲断裂）。

（2）导丝无法前进且无法向导丝的前端传递扭矩时，在被强烈困住之前，尝试一次稍微将导丝向手边拉回一些来检查其自由度。

操作中十分重要的是，至少要正确判断手术者手边的操作和导丝前端的移动，以及向着长轴方向的导丝的前进程度等。

应当注意的是，针对被困住的情况 Gaia Next 系列的抵抗性非常强，很难被困住。就算是出现被困且断裂的情况，其弹簧线圈也不会延伸，弹簧线圈和芯线会一起断裂，因此其后续处理会相对容易。

2. 导丝拔出困难时　导丝因拔出困难而断裂时，其芯线断裂，但周围的弹簧线圈不断裂且继续延伸的情况很多见（图 5-7）。发生这样的情况前可以尝试以下方法（图 5-8）。

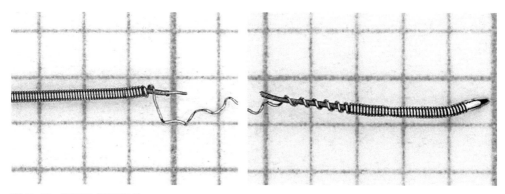

图 5-7　断裂的指引导丝
指引导丝因拔出困难而断裂的情况下，其芯线断裂，但周围的弹簧线圈不断裂且继续延伸的情况很多

（1）将微导管套在困住的导丝上，并向被困住部位推入，尝试将微导管和指引导丝一同拉出（图 5-8B）。

（2）如果阻力较强，将微导管向困住部位按压，并尝试只拉出导丝（图 5-8C）。

（3）对于没有处理冠状动脉内导丝断裂经验的医师，应请有经验的医师判断并确认阻力的强度。

（4）经过判断，导丝断裂的可能性很大时，将微导管更换为小内径（1.0 ～ 1.25mm）的单轨球囊，并把球囊推入困住部位的同时尝试拉出导丝。

（5）支架置入中用于分支保护的导丝被卡住时，若球囊能潜入支架下则将其扩张，通过反复再次推进球囊并重复扩张来解除支架的压力，从而使导丝能够拔出（图 5-8D）。

（6）即使在导丝芯线断裂且只有弹簧线圈相连接时，如果将圈套带入支架附近的弹簧线圈，将其固定并拉出，则弹簧线圈多会断裂，而冠状动脉内残留的弹簧线圈在使用新的支架时会被压到血管壁,因而之后的血栓栓塞风险也会减低（图 5-8E）。

（7）关于 CTO 治疗时导丝前端被卡住的情况,因弹簧线圈不被固定,即使同样使用圈套法拉出,也存在弹簧线圈一直继续伸长的可能性。值得注意的是,伸长的弹簧线圈作为导丝来说强度不够并容易断裂,因此处理时必须非常注意。如果继续轻轻拉动,则导丝尖端的部分有时可松开并能够被拔出。即使拔出过程中弹簧线圈断裂了,若沿途的导管不是微导管而是单轨球囊,在球囊的出口端弹簧

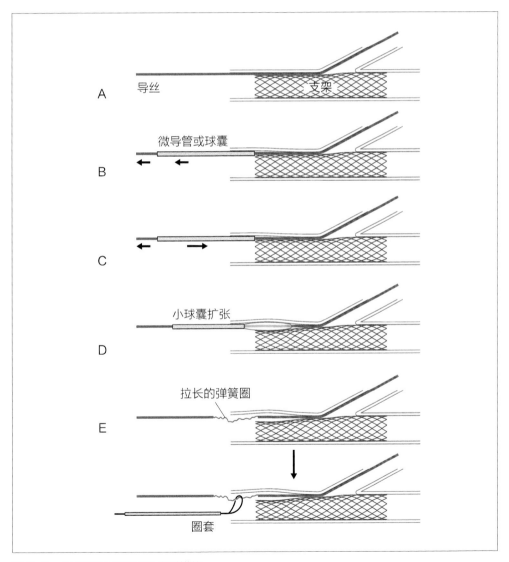

图 5-8　拔出困难时的导丝应对措施

线圈有时会呈束状并保留下来，这时将单轨球囊从导丝拔出，可由此再一次在体外固定弹簧线圈的断端。在末梢血管治疗中笔者遇到导丝卡住时也多采用上述同样的经验处理。此外，在这种情况下若弹簧线圈中途断裂，而导丝内芯存在时，也可在导丝内使用球囊或捕获球囊，卡住弹簧线圈并将导丝整个拔出。如果想可靠地在血管内切断弹簧线圈，还可以在最初的导丝内捕获弹簧线圈的同时，设置第二个系统（穿刺其他部位并使用新的指引导管），将旋磨导丝向着目标部位通过，并使用旋磨术在冠状动脉内切断弹簧线圈。

　　综上所述，导丝拔出困难是临床上发生率很高的一种并发症，因此碰到拔出困难时，了解相应的处理措施具有重要意义。然而，在这样的情况下采取相应手段预防其发生则更为重要，希望本文所述能对大家今后的 PCI 工作有所帮助。

第三节　导丝断裂

导丝断裂是罕见的严重并发症。尽管文献中的发生频率为 0.1% ～ 0.2%，但该频率为 2000 年以前的数据，据推测现在应该有所下降。笔者所在医院（千叶大学医学部附属医院，君津中央病院）从 2003 ～ 2006 年的发生频率为 0.06%（6/10 318 例），其中 3 例患者进行了外科处理。

1. 导丝断裂的机制　导丝的断裂主要分为导丝被卡住后拉出来时发生断裂及实施旋磨术时旋磨导丝发生断裂两种。为方便起见，后者在本文中不作叙述。

导丝被卡住的状态是指在 CTO 或严重钙化病变中导丝的前端很难进入时及置入支架时用于分支保护的导丝被卡在支架和血管壁之间时。若使用 Conquest 或 Miracle 这样的导丝，即使用力将其拉出并发生断裂，也只有不透光部分会干净地断裂，而使用 Gaia 或 SION 这样的导丝时，其后核心会先断裂，弹簧线圈则会不断延伸，若发生这样的情况，如下文病例 1 中所述，导丝回收会变得困难。

2. 病例

（1）病例 1（图 5-9）：患者若干年前 LAD 置入 Cypher 支架，此次造影显示从支架内到远段部位出现了新的狭窄。为保护分支，在分支中放入 SUOH 导丝的状态下，从 Cypher 支架内到远段部位置入 XiencePrime 支架。然后，在拔出分支保护用的 SUOH 导丝时，其芯线发生断裂而弹簧线圈不断延伸。推入 Corsair 并拉出导丝时，弹簧线圈也发生了断裂并留存于左主干开始处的主动脉内（图 5-9）。尝试使用鹅颈圈、Soutenir CV 和 EN Snare 等拉出导丝，尽管能抓住导丝，却因弹簧线圈自由移动而再次进一步延伸，最终无法拔出。既往有研究报道称，残留的导丝可能会导致致死性的支架内血栓发生，因此转外科手术，在拔出导丝的同时行冠状动脉搭桥术。导丝的核心部分在距离前端 18mm 的地方断裂，而弹簧线圈在距离前端 27mm 的地方断裂，可见其明显拉长（图 5-10）。

在无法取出残留导丝时，可以尝试将支架压在血管壁上的方法。然而，我们发生过如病例 2 所述支架内血栓的情况，因此对该方法不推荐。

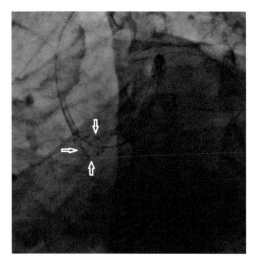

图 5-9　残留在主动脉内并拉长的导丝线圈

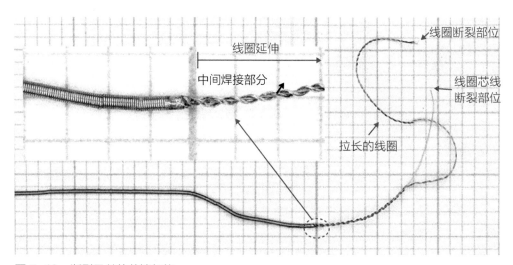

图 5-10　断裂导丝的前端部位

（2）病例 2（图 5-11）：在左前降支中置入 Cypher 支架时，为行分支保护而插入了 Runthrough 导丝，然而在拔出时发生了断裂。因导丝回收困难，在回收过程中使用了球囊充分按压血管壁，但 6 天后发生了 Cypher 支架内血栓（图 5-11）。

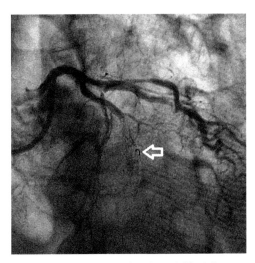

图 5-11　断裂的导丝为支架内血栓形成原因

秘传技巧

　　断裂导丝回收困难，血管内残留时预后较差。

　　（1）导丝的前端被卡住时，将微导管尽可能地向前推进而后拔出。

　　（2）分支保护用的导丝不要用 Knuckle 状的，不透光部分不要覆盖到支架。

　　（3）2 枚支架重叠时，必须要拔出分支的导丝。钙化严重，支架和钙化部位之间狭窄处距离很长时，原则上也要拔出分支的导丝。

　　注意以上几点，导丝拔出困难时切记不要慌张地用力拉出来，为避免导丝断裂，要充分考虑并非常小心地采取相应措施。

第四节　导丝致冠状动脉主支穿孔

如果对冠状动脉穿孔采取的应对措施有误，患者会产生生命危险，因此术者必须进行准确且迅速的处理。本文将针对导丝所导致的冠状动脉穿孔（导丝穿孔）的处理手段和预防方法等进行说明。

导丝穿孔主要包括 2 种类型，一种为使用亲水涂层导丝时容易引起的冠状动脉主支末梢和分支的穿孔；另一种为在 CTO 病变内使用前端锥形的硬导丝操作时，导丝向血管外形成交通的穿孔。后者为 CTO 病变中的穿孔，其穿孔方向沿着血管的横断面，通过对 CTO 病变实施内膜下追踪和治疗，多数能够自然止血。与此相反，冠状动脉主支末梢或分支发生的导丝穿孔多沿着血管的长轴方向（血流方向），很少能够自然止血，因此手术者必须迅速施行有效的止血手段。

1. **穿孔部位的鉴定**　确认导丝穿孔时，为了有效止血，对于穿孔部位的鉴定必不可少。通常通过进行多个方向的造影来确认并鉴定是从哪个部位（血管分支）引起的穿孔，并进一步根据微导管介导的选择性造影来评估穿孔的程度。这时，微导管前端的位置正好楔入血管，同时注意不要使用过强的前端注射压力导致血管夹层。

通过微导管高选择性造影，如果观察到造影剂汇集到心肌中，则表明已经向心肌内穿透并渗入。另外，造影剂消闪则提示可能穿通进入心包腔或心室。若存在导丝穿破心肌或心室，通常情况下不会引起大的血流动力学变化，应仔细观察并操作，而心包腔的穿通则会导致心脏压塞，应立即采取止血措施。

2. **肝素的中和**　确认导丝穿孔在血管末梢时，首先应检测活化凝血时间（ACT），从而判断是否需要马上中和肝素。PCI 手术完成后，在穿孔部位的止血完成后则手术就结束的情况下，可立即使用鱼精蛋白中和肝素。然而，穿孔的程度大且止血手术困难时，必须在冠状动脉内长时间地留置手术装置（微导管或球囊等），并经常进行导管内的冲洗，以避免新的血栓形成而导致二次并发症。另外，若 PCI 手术中确认血管穿孔，但止血完成后仍需要继续行 PCI 手术时，也可考虑在不完全中和肝素的情况下实施止血手术。

3. 实际止血手段　止血方法主要包括：①使用微导管，前端加上负压以使血管塌陷，从而有效止血的方法；②使用自身血栓、线圈或脂肪组织来进行栓塞的方法，下面将针对这两点分别进行概述。

（1）通过负压吸引抽吸来止血（图 5-12）：导丝向穿孔后的分支前进，推入微导管至非常接近穿孔部位处，在这种状态下使用 5ml 左右的注射器对微导管加上负压，使末梢血管塌陷，从而阻断血流，维持 10 ~ 20 分钟的负压以进行止血。然而，负压过强时，微导管本身也会塌陷，致使其对血管没有负压，也就失去了使用的意义。使用微导管进行高选择性造影时，持续增加负压并通过造影图像确认逆向血流。此外，用手操作难以继续保持负压时，可以用钳子缩小并固定注射器柱塞的部分，也可以用其他固定注射器的内筒来固定。

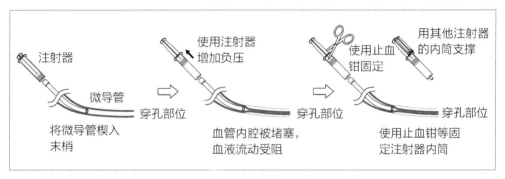

图 5-12　使用微导管负压抽吸止血

（2）通过自身血栓行栓塞术（图 5-13）：该方法为使用自身血形成的血栓来栓塞的止血方法。因肝素化后的血液难以凝固，可运用穿刺时使用过的外筒内的血凝块，或确认逆向血流的注射器中的血液等得到。而没有血凝块时可以通过以下方法制作。

在清洁区域准备培养皿或小盘，中间加入 1ml 左右血液，在其中垂直滴入数滴凝血酶溶液并搅拌，开始凝固时再滴加数滴造影剂并继续搅拌。按此操作方法可制作出含有造影剂的、能在透视下观察确认位置的血栓。

将超过插入器前端的血栓块插入微导管中，在生理盐水下将其推至穿孔部位并留置。在微导管中用导丝推进血栓时，血栓可能会被导丝压住，导丝可能会刺穿血栓或从血栓侧面滑落，因此笔者首选注入生理盐水来推入血栓块。在这种情况下，若使用超过必要的强力注入，会使穿孔部位进一步扩大，因而有必要根据造影图像将血栓缓慢且可靠地送至需要部位。

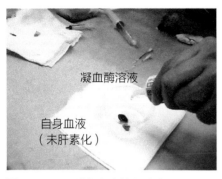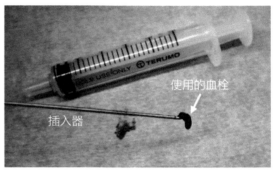

图 5-13　通过自身血栓行栓塞术

（3）通过线圈行栓塞术：将线圈插入微导管，使用导丝作为推进器将线圈留置在穿孔部位。若拥有最新投入市场的 C-STOPPER Coil 0.014（Violux 医疗设备株式会社），即使在内径细的 Corsair 或 Caravel 等微导管内也可以进行推送，然而对于其他多数线圈来说都无法推送，因此有必要准备新的内径更大的转运微导管。同时，有必要了解您通常在自己的设施中所拥有的止血用线圈和可输送微导管的组合。

秘传技巧

止血方法的选择

导丝引起穿孔时，使用微导管行选择性造影以识别穿孔部位。首先按原路推进微导管并开始负压止血，在此基础上考虑使用自身血栓或线圈行栓塞术。使用自身血栓时，慢性期血栓被吸收并再通的情况较为多见。而使用线圈栓塞时，尽管能够确实有效的止血，但慢性期血管无法再通。即使是在末梢血管，也倾向于没有异物残留的同时血管能再通，因此在负压止血困难的情况下，与线圈相比优先考虑自身血栓，自身血栓止血困难时再选择使用线圈。

4. 病例说明　笔者所在医院处理过 1 例导丝穿孔病例。患者男性，诊断为劳力性心绞痛，于 85 岁前曾接受 PCI 治疗，此次造影示右冠状动脉近段病变 90% 狭窄，针对后降支的次全闭塞病变曾行 PCI 手术（图 5-14A）。因此，在右冠状动脉近段及左心室后支分别置入药物洗脱支架，对后降支最终以 2.0mm 球囊扩张后完成手术（图 5-14B）。手术结束前进行最终造影时发现，造影图像中在后降支末梢有可疑导丝穿孔（图 5-14C）。通过微导管（FineCross MG）行高选择性造影以识别穿孔部位（图 5-14D），开始推进微导管并行负压止血术。

　　在本病例中,因造影剂呈现出了被消闪的造影图像,可判断其为向心包腔穿破,所以决定立即实施止血手术。从穿孔部位流出的血流较大,为有效避免心脏压塞的风险,所以选择了使用线圈的栓塞术,并留置一根线圈(图 5-14E)。之后的造影显示,尽管该分支发生的出血已成功止血,但发现有其他的分支也发生了穿孔(图 5-14F)。从残存穿孔部位流出的血流较小,因此进一步实施自身血栓栓塞术(图 5-14G),留置自身血栓后,经微导管行选择性造影确认穿孔部位成功止血,完成手术(图 5-14H)。

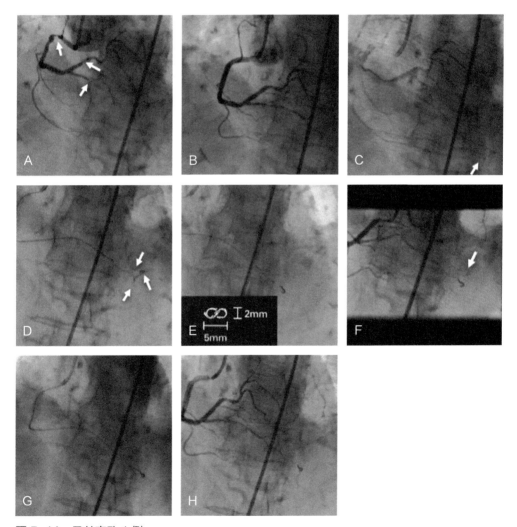

图 5-14　导丝穿孔 1 例

5. 导丝穿孔的发生　笔者所在医院的冠状动脉穿孔的发生情况如图 5-15 及图 5-16 所示。行 PCI 手术的 1607 例患者中 17 例发生导丝穿孔（占所有 PCI 手术病例的 1.1%），对所有这些病例都进行肝素化的中和（180 秒＜ ACT ＜ 220 秒）。仅中和肝素便成功止血者 10 例（占所有导丝穿孔病例的 58.8%），使用负压止血处理成功者 1 例（5.9%），实施自身血栓栓塞术者 4 例（23.5%），而需要使用线圈栓塞术者 2 例（11.7%）。所有患者均未发生休克或需要进行心包穿刺引流。

6. 穿孔的预防　为了预防导丝引起的穿孔，手术者必须时刻关注导丝前端的位置。在冠状动脉近段部位送入球囊或支架时，若导丝前端超出了透视范围，这时即使导丝前端进入到末梢深处也很难察觉。为确认指引导管的前端和导丝前

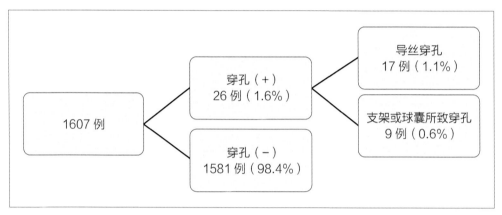

图 5-15　笔者所在医院中冠状动脉穿孔的发生情况

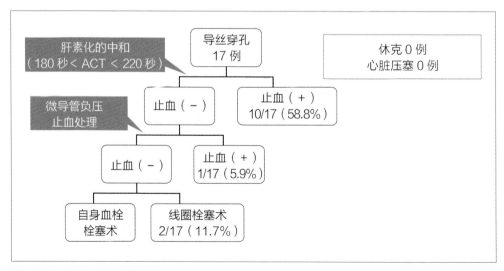

图 5-16　使用止血方法详情

端的位置（或不透光标记部位），通常在透视可见范围内进行手术。在一个屏幕上无法显示时，养成不时检查确认导丝前端位置的习惯也非常重要。此外，室性期前收缩（PVC）的出现也是导丝前端进入分支血管的标志，因此室性期前收缩出现时要确认导丝位置。

在球囊或支架等推送困难的病变中，如果强行推进装置会使指引导管远离冠状动脉口，这时，尽管导丝前端也被拉回，但在装置回收入指引导管时若随意推进则阻力会消失，使导丝前端被动滑入冠状动脉末梢深处。这种情况下很容易引起导丝穿孔，操作中必须非常注意。

另外，针对非 CTO 病变施行 PCI 手术时，应最小限度地控制前端亲水覆盖涂层导丝的使用。不得不选择亲水涂层导丝时，也要养成在通过病变后使用微导管将导丝替换为无涂层软导丝的习惯。最后，进一步行最终造影，不仅要观察治疗部位，还要确实有效地确认血管末梢有无穿孔，这些都很重要。

秘传技巧

在处理并发症时，包括第二手术者及其他助手在内的团队全体人员都应充分了解治疗策略和使用设备，争取做到准备与处理同时进行，这一点十分重要。

第五节　导丝侧支通道穿孔

在本节中，笔者将围绕导丝及微导管导致的逆行入路通道穿孔，以操作中的经验为基础，详细介绍其机制和处理方法。

从笔者发生侧支通道穿孔的病例数量来看，4 年间，CTO 病变的 PCI 患者约850 例，500 例采用逆向入路方法，其中约 20%，即 100 例发生侧支通道穿孔。本节将以这些经验为基础，围绕侧支通道穿孔，针对"首先必须要做的事"及"之后的应对措施"，阐述笔者的想法和解决方法。

1. 首先应该做什么　发生侧支通道穿孔时，第一要点为不要慌张地过度拉出导丝和微导管。注意到并确认导丝穿孔后再将导丝从已经穿孔的部位拔出，可确认造影剂漏出状态。也就是说，不进行任何处理就将导丝和微导管拔出的话，会引起血液从穿孔处漏出，并有发生心脏压塞或心肌破裂的可能。好在与冠状动脉断裂不同，通道穿孔的出血通常是少量的，并不会短时间内引起血流动力学变化。因此，穿孔时切莫慌张，一般有时间可以冷静下来分析，采取后续应对措施，使导丝和微导管离开穿孔部位附近非常重要。

2. 侧支通道穿孔部位的其他应对措施　之后可分析通道穿孔部位，穿孔部位分为可能会通过导丝的侧支通道本身的穿孔或相对较小分支的穿孔 2 种。

穿孔部位为"相对较小分支的穿孔"时，可以把握误入分支的位置，可能校正导丝和微导管位置，向不进入分支的正确方向推进时，可继续基本的导丝操作。如果超过了误入分支的部位仍继续推进导丝和微导管，则会出现流向穿孔分支的血流被中断。在这种情况下，多数时候经过一段时间可自行止血，若手术结束时仍然确认有造影剂漏出，则应按照下文所述采取相应措施。（注：应通过同侧及对侧的指引导管造影，分别确认有无血流漏出的情况。）

除此之外，尽管是小分支的穿孔，在推进导丝和微导管时也应确认有无造影剂漏出，或考虑为小分支的穿孔，但误入分支的部位不明，以及作为目标的侧支通道本身的穿孔发生时，其应对措施根据下述通道的种类不同而有所差异。

（1）间隔支通道穿孔：从间隔支通道的解剖结构上看，左前降支和后降支之间大部分在室间隔中走行。在室间隔肌层内走行的部分所发生的通道穿孔不可能穿入心包腔内，而没有发生心脏压塞的危险。因此，对于多数间隔支通道穿孔都可以进行后续观察再采取进一步措施。（注：然而，间隔支通道在与左前降支或后降支连接的部位与心包相通，因而操作时需注意。）

对于这些可以进行后续观察的病变，通常患者的血压、心电图、症状等不会发生变化，因此笔者在血压、心电图、症状都没有变化时会继续观察，而对于任何情况有变化的病例，会考虑后续干性心脏压塞的风险，并采取应对措施以减少流入血流压力。

图 5-17 所示病例为尝试从同侧间隔支通道行 CTO 病变的 PCI，在导丝通过后微导管无法通过，用更强的力量推进时，微导管造成了心肌分离。在本病例中，因患者出现胸痛、心率减慢等症状，判断需要采取相应措施，在通道内留置线圈以降低流入血流压力，之后手术无问题发生。

为减弱施加在心肌上的压力，不仅可如上文所述减少流入血流压力，还可建立流出途径来降低心肌分离腔内的压力。而故意建立的流出途径，换句话说就是产生进入心室的破口，一旦自然地穿破心室则会出现心率减慢和胸痛消失等症状。

总之，针对间隔支通道穿孔，要根据血压、心电图、症状采取应对措施，而其策略为降低心肌分离腔内的压力。

（2）非间隔支通道的穿孔：与间隔支通道穿孔有很大不同，其心脏压塞的风险更高，尤其在通道周围没有血管周围组织覆盖时，非常容易发生心脏压塞，因此要特别注意。（注：基本在桥血管吻合的部位血管周围组织较少。）

对于非间隔支通道的穿孔，为尽可能降低心脏压塞的可能性，通常会使用某些栓塞物质来抑制血液流动或减少流出血量。然而，当判断有非常少量的造影剂漏出 + 存在一定程度的血管周围组织，不会因血流而产生血管周围组织的进一步分离，或栓塞术前因微导管而阻断血流 + 持续负压下可完全止血时，可暂不处理而进行后续观察。

结束栓塞术的时间点为，从非间隔支通道流出的血流直接流到心包腔的部位，血流完全阻断（图 5-18），然而流出血流在血管周围组织停止时，如果因流出血流量少而可维持现有的固定状态，也可结束栓塞术（图 5-17D）。若可维持固定状态，经时间推移，流出血液会形成血栓机化，因此栓塞术时无须完全阻断血流。

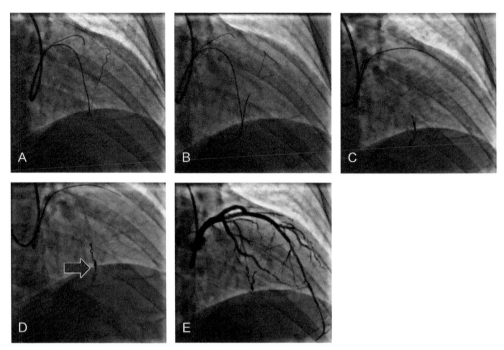

图 5-17　间隔支通道的穿孔

通过室间隔发出的间隔支通道行逆向入路手术时（A），由微导管（Corsair）导致通道穿孔（B）。之后，因出现胸痛和血压降低等情况而施行线圈栓塞术。留置 1 线圈后经造影可见较大的分离腔（C），故而进一步追加线圈，减少进入分离腔的血流后继续观察（D）。闭塞部位的血供重建成功后，因发现从远端间隔支通道仍有造影剂漏出，有必要在远端间隔支通道再留置线圈，而最初的线圈部位的流出血流完全消失（E）

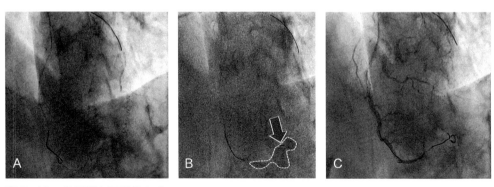

图 5-18　非间隔支通道的穿孔

从非常扭曲的左心室表面通道（A）行逆向入路手术时，Caravel 向血管外飞出，通过 Caravel 行前端造影可见心包腔（B 中点线部位）。在该病例中，因为已经产生了通向心包腔的穿孔路径，所以这时必须行完全止血，留置 2 个 20mm 的多卷曲线圈（图 5-19）后得到完全止血（C）

3. 栓塞物质　关于栓塞物质,线圈、明胶海绵、塑料粒子和脂肪等都可以使用。笔者在尝试了各种各样的栓塞物质后,现在多使用线圈。线圈的优点是可视、容易且可靠,可以在短时间内结束止血操作,并容易继续 CTO 病变的 PCI 手术。对读者来说,如果从未使用过线圈栓塞术,推荐一定要训练一次。

根据线圈的种类不同,其适合的微导管也有所不同,图 5-19 中展示了笔者常使用的线圈及其适合的微导管。更进一步说,在无论如何都没有合适线圈的情况下,也可以制作并使用自制线圈。

线圈栓塞方法具体如下文所述。

(1)导丝在完全通过通道前的通道穿孔:在这种情况下无法在穿孔部位的两侧留置线圈。因此,根据笔者经验,在靠近穿孔部位非常近的位置(5 ~ 10mm)留置线圈,如果可以降低足够的流出血流压,那么即使采用单向线圈留置,也不会发生心脏压塞现象,这是因为对侧血流压力较低。

(2)导丝、微导管在通过通道之后的通道穿孔:在这种情况下可以在穿孔部位的两侧留置线圈,从而行完全栓塞术。然而,如果手术时错误地先拔出了微导管,则之后的止血会非常困难。

尽管线圈栓塞术本身是比较容易的手术,但有时也会有不成功的情况发生。图 5-20 并非通道穿孔的病例,但非常具有教育意义,故在此处展示。在该病例中术者发现心包积液较晚,又因急忙行线圈栓塞术而对穿孔部位的识别不确定,因此线圈不是在实际穿孔部位,而是留置在了其他分支中。这时患者血压降低,因此根据判断进行了一次止血,然而数小时后又出现了再次出血和再次心脏压塞。再出血时行血管造影可见最初的线圈留置在了错误的部位。由此可见,线圈栓塞术最重要的关键点在于穿孔位置的把握和在靠近穿孔位置处留置线圈。反过来说,如果能注意到这点并选择正确的线圈和微导管,那么对谁来说这都可以是安全、可靠的栓塞术,也可有效避免心脏压塞的发生。

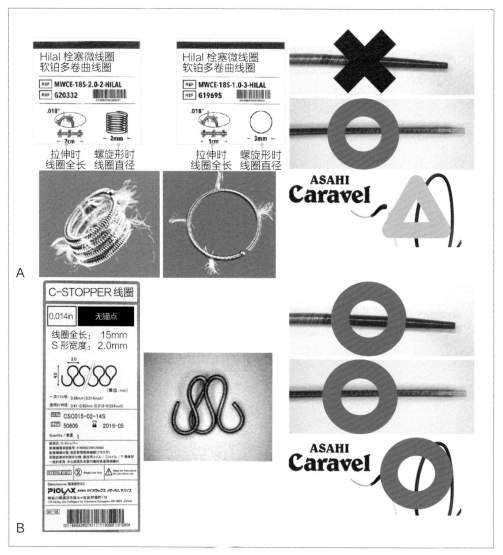

图 5-19　各种线圈及可以使用的代表性微导管

笔者一定会准备并带上 A 图中的 Hilal 2×2 多卷曲线圈（直线长 2cm）和 Hilal 卷曲线圈（直线长 1cm）（Tornade 型也没有问题，可以使用，然而该线圈的使用因临时供应会变得困难）

选择线圈时的要点为厚度、直线时的长度和形状

厚度：如果有上述线圈则可没问题地留置 FineCross，即使使用 Caravel 有少许阻力也可以留置，然而 Corsair 无法通过前端。因此，使用 Corsair 时需要更换微导管，使用 B 图中的 C-STOPPER 或切割 0.014in 导丝前端而制作的自制线圈

直线时的长度：线圈留置在通道内时会呈直线，因此重要的是防止线圈到达近端部位。与此同时，如果线圈维持其原始形状（卷曲），该部分会在通道的外面。而在穿孔较大时，穿孔部位的鉴定较困难，常会以为在通道内并留置线圈，结果因其呈卷曲状而放在了通道外面

形状：不要使用短的直线圈，这是因为短的直线圈与冠状动脉的阻力较小，随着心脏搏动线圈容易移动

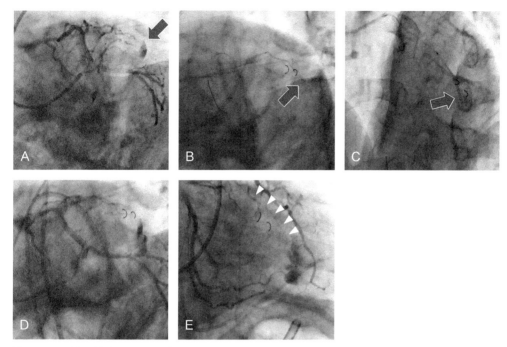

图 5-20　线圈栓塞不成功的病例

在左前降支病例的治疗中因侧支导丝在对角支末梢发生导丝穿孔（A 中的箭头所示）。LAO CAU（蜘蛛位）和 LAO CRA 位实施线圈栓塞术。起初可见少许造影剂漏出（B、C 中的箭头所示），之后，确认完全止血后结束手术。然而数小时后因再次出血发生心脏压塞（D、E），再次行造影检查，仔细观察再出血时的造影图像，可见 LAO CAU 下线圈和漏出路径相重叠（D），而 RAO CAU 下可清楚地看见造影剂从与留置线圈不同的分支中漏出（E 中△所示）。根据再出血时的 RAO CAU 图像，考虑在最初的止血时，因为血压低等原因使止血用线圈未能正确留置。为了正确留置线圈，在与分支不重叠的方向行高选择性造影并鉴定出血点，这点非常重要

秘传技巧

笔者一般按下文中的操作顺序对通道穿孔进行检查，必要时实施线圈栓塞术。

（1）从正向及逆向两方向推入微导管，维持前端相互碰到时的形状，2 根微导管前端的位置为穿孔的可能性最高的位置。此位置多是造影上内腔径和血管径最小的部位及推进导丝和微导管时出现了心律失常的部位。

（2）通过 2 根微导管行高选择性造影。这时，在一点点逐渐拉出微导管的同时多次检查通道穿孔，要注意使微导管的前端不要远离通道穿孔部位。这是因为一旦拉出，就可能难以将导丝和微导管再次推进至此。

（3）如果有通道穿孔的征象，也就是说出现向通道外有造影剂漏出或通道尺寸增大等情况，应照原样拔出微导管。

即使没有明显的造影剂向通道外漏出，在原本非常细的通道内径显著增大时，也应该要考虑通道壁的结构已被破坏。尽管有可能通道壁的伸展性高，其结构没有被破坏，但倘若通道壁的结构破坏，就有可能因之后的血流压力分离通道周围的组织并形成连接心包腔的通路，导致心脏压塞。因此，即使被认为适应范围广泛，为了不要发生心脏压塞也应实施线圈栓塞术，也可以说对于正确留置线圈的病例，心脏压塞的发生率为零。

本章围绕导丝和微导管引起的逆向入路通道穿孔阐述了其机制、预防方法和应对策略。希望本章内容在读者的实际临床应用中有所价值。

参考文献

［1］Iturbe JM, et al: Frequency, treatment, and consequences of device loss and entrapment in contemporary percutaneous coronary interventions. J Invasive Cardiol 24: 215-221, 2012.

［2］Khonsari S, et al: Fracture and dislodgment of floppy guidewire during percutaneous transluminal coronary angioplasty. Am J Cardiol 58: 885-856, 1986.

［3］Patel T, et al: Broken guidewire fragment: a simplified retrieval technique. Cathet Cardiovasc Intervent 51: 483-486, 2000.

［4］Karabulut A, et al: Entrapment of hydrophilic coated coronary guidewire tips: which form of management is best? Cardiol 17: 104-108, 2010.

［5］Al-Moghairi AM, Al-Amri HS: Management of retained intervention guide-wire: a literature review. Curr Cardiol Rev 9: 260-266, 2013.

［6］Kim TJ, et al: Fatal subacute stent thrombosis induced by guidewire fracture with retained filaments in the coronary artery. Korean Circ J 43: 761-765, 2013.

［7］Hartono B, Widito S, Munawar M: Sealing of a dual feeding coronary artery perforation with homemade spring guidewire. Cardiovasc Interv Ther 30: 347-350, 2015.